H. Winckelmann

Taschenbuch zur ärztlichen Begutachtung

Taschenbuch zur ärztlichen Begutachtung

in der Arbeiter- und Angestelltenrentenversicherung

Vierte neubearbeitete Auflage

von Dr. med. Helmut Winckelmann

1969

Springer-Verlag Berlin Heidelberg GmbH

ISBN 978-3-540-79651-0   ISBN 978-3-662-30576-8 (eBook)
DOI 10.1007/978-3-662-30576-8

Die ersten beiden Auflagen dieses Büchleins waren von meinem Vater, *Dr. Walter Winckelmann,* herausgegeben worden. Die dritte Auflage erforderte eine völlige Umarbeitung auf Grund der im Jahre 1957 in Kraft getretenen Arbeiterrenten- und Angestellten-Neuregelungsgesetze. Hierfür hatte in dankenswerter Weise Herr Reg.-Amtmann *B. Börner* die Neubearbeitung des ersten Teiles übernommen.

Bei der Überarbeitung und Ergänzung des ersten Teiles in dieser vierten Auflage hat nun Herr Oberinspektor *F. Gabriel* in liebenswürdiger Weise seine reichen Erfahrungen auf diesem Gebiet zur Verfügung gestellt.

Da seit der dritten Auflage fast 8 Jahre vergangen sind, erforderte auch diese Auflage eine Neubearbeitung mit Berücksichtigung der neuesten BSG-Entscheidungen, des neuen Diagnosenschlüssels der Deutschen gesetzlichen Rentenversicherung usw.

Möge das Taschenbuch auch in der neuen Auflage ein Helfer für den begutachtenden Arzt sein sowie dem in der Rentenversicherung tätigen Verwaltungsbeamten und anderen Interessenten Orientierungsmöglichkeiten bieten.

München, Frühjahr 1969

Helmut Winckelmann

Abkürzungen

AF	=	Arbeitsfähigkeit
ABl	=	Amtsblatt
AN	=	Amtliche Nachrichten des Reichsversicherungs-amtes
AnV	=	Angestelltenversicherung
ArV	=	Arbeiterrentenversicherung
AUF	=	Arbeitsunfähigkeit
AVAVG	=	Gesetz über Arbeitsvermittlung und Arbeitslosen-versicherung
AVG	=	Angestelltenversicherungsgesetz
BF	=	Berufsfähigkeit
BGB	=	Bürgerliches Gesetzbuch
BGBl	=	Bundesgesetzblatt
BLVA	=	Bayerisches Landesversicherungsamt (früheres)
BLSG	=	Bayerisches Landessozialgericht
BMA	=	Bundesminister für Arbeit und Sozialordnung
Breith.	=	Breithaupt, Sammlung von Entscheidungen der Sozialversicherung
BSG	=	Bundessozialgericht
BSG-Entsch.	=	Bundessozialgericht, Sammlung von Entscheidungen
BU	=	Berufsunfähig
BVG	=	Bundesversorgungsgesetz
DVO	=	Durchführungsverordnung
EF	=	Erwerbsfähigkeit
Entsch.	=	Entscheidung
EU	=	Erwerbsunfähigkeit
EuM	=	Entscheidung und Mitteilungen des Reichsversi-cherungsamtes
FHM	=	Fischer, Herget, Molineus, Das ärztliche Gutach-ten im Versicherungswesen
GE	=	Grundsätzliche Entscheidung
GVBl	=	Gesetz- und Verordnungsblatt
HV	=	Heilverfahren
Inv.	=	Invalidität
i. S.	=	im Sinne
KB	=	Kriegsbeschädigte(n)
KV	=	Krankenversicherung

LSG	= Landessozialgericht
LVA	= Landesversicherungsanstalt
LWF	= Liniger, Weichbrodt, Fischer, Handbuch der ärztlichen Begutachtung
MdE	= Minderung der Erwerbsfähigkeit
MfA	= Ministerium für Arbeit und soziale Fürsorge (Bayern)
OVA	= Oberversicherungsamt
RABl	= Reichsarbeitsblatt
RB	= Rentenberechtigter
RE	= Rentenempfänger
ReKE	= Rekursentscheidung
RMA	= Reichsarbeitsministerium (früheres)
RMBl	= Reichsministerialblatt
RMdJ	= Reichsministerium der Justiz (früheres)
RStGB	= Reichsstrafgesetzbuch
RVA	= Reichsversicherungsamt (früheres)
RVG	= Reichsversorgungsgesetz
RVO	= Reichsversicherungsordnung
SGG	= Sozialgerichtsgesetz
VTr	= Versicherungsträger
ZPO	= Zivilprozeßordnung

| AnVNG | = Angestelltenversicherungs-Neuregelungsgesetz = AVG in der ab 1. 1 .1957 geltenden Form |
| ArVNG | = Arbeiterrentenversicherungs-Neuregelungsgesetz = Viertes Buch der RVO in der ab 1. 1. 1957 geltenden Fassung |

I. Teil

Allgemeines,
Gesetzliche Grundlagen und Entscheidungen

Ableitung des Beurteilungsmaßstabes von den gesetzlichen Begriffsbestimmungen

Für die Erstellung eines Gutachtens ist zunächst einmal bedeutsam, was die zusammenfassende Beurteilung und kritische Wertung der erhobenen Befunde im einzelnen aussagen soll. Ferner ist zu beachten, daß in mehreren Rechtsgebieten verwendete und an sich gleichlautende Begriffe nicht immer nach den gleichen Begriffsmerkmalen zu beurteilen sind, und daß demgemäß die kritische Wertung der erhobenen Befunde für verschiedene Rechtsgebiete zwangsläufig auch verschieden ausfallen muß.

Im wesentlichen werden folgende Rechtsbegriffe verwendet:

1. Arbeitsunfähigkeit

a) AUF im Sinne der Krankenversicherung ist die auf Krankheit beruhende Unfähigkeit des Berechtigten, seiner unmittelbar vor der Erkrankung ausgeübten Erwerbstätigkeit nachzugehen. Die Krankenversicherung kennt keine teilweise AUF. Entscheidend ist hier allein, ob die bisherige Tätigkeit ohne Verschlimmerungsgefahr fortgesetzt werden kann oder nicht. Für die Annahme der AUF genügt also stets die Unfähigkeit zur Fortsetzung der zuletzt ausgeübten Tätigkeit.

b) Der Begriff der AUF im Sinne der Arbeitslosenversicherung geht von völlig anderen Voraussetzungen aus. Er steht in keinem Zusammenhang mit dem der Krankenversicherung. Nach den Bestimmungen des AVAVG steht als arbeitsfähig der Arbeitsvermittlung zur Verfügung, wer nach seinem körperlichen und geistigen Leistungsvermögen imstande ist, eine Beschäftigung unter den üblichen Bedingungen des allgemeinen Arbeitsmarktes auszuüben, und nach der im Arbeitsleben herrschenden Verkehrsauffassung für eine Vermittlung als Arbeitnehmer in Betracht kommt. Der Begriff der Arbeitsfähigkeit (AF) in diesem Sinne bezieht sich mithin auf den allgemeinen Arbeitsmarkt und nicht auf die vom Versicherten zuletzt ausgeübte Tätigkeit.

2. Erwerbsunfähigkeit

a) Dem Begriff der EU liegen in der Rentenversicherung der Arbeiter und der Angestellten die gleichen Begriffsmerkmale zu Grunde *(s. a. EF und EU S. 27)*. Zu beurteilen ist hier,

welche Arbeiten der Versicherte mit den ihm verbliebenen
Kräften noch verrichten kann.

b) In der Kriegsopferversorgung nach dem BVG und in der gesetzlichen Unfallversicherung wird für Schwerstverletzte die
Bezeichnung „völlig erwerbsunfähig" verwendet. Im wesentlichen ist aber für diese Rechtsgebiete die als Folgezustand
der Schädigung feststellbare individuelle MdE zu beurteilen.
Sie wird im Vomhundertsatz ausgedrückt.

3. Berufsunfähigkeit

Die einheitliche Anwendung des Begriffs der BU für die Rentenversicherung der Arbeiter und Angestellten wurde von der
Bundesregierung etwa wie folgt motiviert:

„Die derzeitigen tatsächlichen Gegebenheiten bei den Arbeiter-
und Angestelltenberufen lassen die Beseitigung einer unter-
schiedlichen Regelung wünschenswert erscheinen (vgl. Fach-
arbeiter zu Verkäufer begrenzter Warenmengen)".

Im übrigen wird auf die Ausführungen unter „Berufsunfähigkeit" (S. 21 ff.) hingewiesen.

Das Gemeinsame dieser verschiedenen Begriffe, nämlich MdE,
verursacht durch krankhafte Veränderungen, welche die wirtschaftliche Verwertbarkeit der Arbeitskraft ausschließt oder
mindert, ist kein Anhaltspunkt dafür, daß die Erfüllung der
Leistungsvoraussetzungen in einem Versicherungszweig auch
zu Leistungsgewährung in einem anderen Versicherungszweig
führen muß. Ebensowenig wie der gleiche Sachverhalt, der AUF
im Sinne der Arbeitslosenversicherung bedingt, auch AUF im
Sinne der Krankenversicherung auslösen muß, braucht eine
nach dem BVG anerkannte MdE von mehr als 50 % zur Annahme von BU im Sinne der RVO (bzw. ArVNG) oder des AVG
(bzw. AnVNG) zu führen.

Weitere Begriffsbestimmungen für Leistungsvoraussetzungen,
die ebenfalls auf die MdE abstellen, finden sich in Vorschriften
über die Wiedergutmachung und den Lastenausgleich.

Änderung in den Verhältnissen, Nachweis

Wenn das Gesetz den Eintritt einer Änderung in den Verhältnissen des Versicherten als Voraussetzung für den Fortfall der
BU fordert, so läßt sich eine derartige Änderung niemals un-

mittelbar nachweisen; ein derartiger Nachweis ist vielmehr stets nur möglich über einen Vergleich der früheren und der derzeitigen Verhältnisse. Für eine Klarstellung der in Frage kommenden Verhältnisse des Versicherten im Zeitpunkt der Rentengewährung haben natürlich besonderes Gewicht die dieser Berentung zugrunde liegenden ärztlichen Gutachten, aus denen – allerdings auch nur in der Regel – auf einen ihrem Befund entsprechenden tatsächlichen Zustand des Versicherten wird geschlossen werden können. Sind dagegen jene Gutachten nicht mehr vorhanden – das gleiche muß gelten, wenn sie keinen ausreichenden Befund aufweisen oder wenn sie sich durch spätere Erhebungen als objektiv unrichtig erwiesen haben –, so wird versucht werden müssen, aus allen sonst zu Gebote stehenden Erkenntnisquellen zu einer sicheren und ausreichenden Klärung der seinerzeitigen (gesundheitlichen) Verhältnisse des Versicherten zu kommen. Als solche Beweismittel können neben den sonstigen Gutachten und Befunderhebungen aus der fraglichen Zeit auch solche, die in anderen Verfahren und für andere Zwecke erstellt worden sind, auch spätere Gutachten, in Frage kommen, insbesondere dann, wenn sie sich über die Frage ausgesprochen haben, ob und welche Zustandsänderungen zwischenzeitlich eingetreten sind, und wenn sie von Ärzten stammen, die den Versicherten bereits aus früherer Zeit kannten. Neben jenen etwa vorhandenen Gutachten werden auch sonstige Unterlagen vielfältiger Art häufig dazu beitragen können, Schlüsse auf den Zustand des Versicherten im Zeitraum seiner Berentung zuzulassen.

Schließlich ließe sich auch daran denken, durch die Einholung eines neuen Gutachtens eine unmittelbare Klärung der Frage zu versuchen, so daß aus den vorhandenen Unterlagen, den etwaigen früheren und jetzigen Angaben des Versicherten und etwaiger Zeugen und dem derzeitigen gesundheitlichen Befund mit hinreichender Sicherheit auf die früheren Verhältnisse geschlossen werden kann. Insgesamt gesehen handelt es sich demnach hierbei um eine reine, allerdings oft nicht leicht zu klärende Beweisfrage (BSG-Entsch. v. 17. 7. 1958, BSG 7 S. 295).

Akteneinsicht

Der Berechtigte hat Anspruch auf Akteneinsicht (s. Gutachten-Bekanntgabe).

Akteninhalt (beigezogener Akten)

Der Umstand, daß nach der RVO und dem AVG Renten nach anderen rechtlichen Gesichtspunkten zu gewähren sind als die Leistungen der Versorgungs-, Arbeits- und Ausgleichsämter, darf die Renten-Versicherungsträger an der eindeutigen Klärung des allen Verfahren zugrunde liegenden Tatbestandes nicht hindern. Ihr Verfahren leidet an Mängeln, wenn sie ihre Entscheidung ohne Beiziehung und Würdigung der Akten der genannten Ämter und der in ihnen enthaltenen ärztlichen Gutachten fällen (Entsch. BLVA v. 29. 4. 1952, AZ: Je 1437/51).

Aneignung neuer Fähigkeiten

Eine wesentliche Änderung in den Verhältnissen eines Rentenberechtigten kann in der Aneignung neuer beruflicher Kenntnisse und Fähigkeiten erblickt werden. Voraussetzung jedoch ist, daß dadurch in den persönlichen Verhältnissen des Berechtigten selbst objektiv eine Änderung eingetreten ist (BSG-Entsch. v. 3. 10. 1957, AZ: 5RKn 28/56).

Angeborene Leiden (s. a. S. 35)

Bei angeborenen Leiden kommt insbesondere dem Umstand Bedeutung zu, von welchem Zeitpunkt ab diese etwa bereits BU oder EU bedingen. Diese Feststellung ist ausschlaggebend für die Entscheidung der Frage, welche Beiträge für die beantragte Rente anrechenbar sind (s. a. Eintritt des Versicherungsfalles).

Anhörung eines bestimmten Arztes (s. a. privatärztl. Gutachten, S. 31 f.)

Im Rentenverfahren und im Streitverfahren vor den Sozialgerichten muß auf Antrag des Berechtigten ein bestimmter Arzt gutachtlich gehört werden, wenn der Antragsteller die Kosten hierfür im voraus entrichtet.

Im Streitverfahren kann das Sozialgericht einen Antrag auf Anhörung eines bestimmten Arztes ablehnen, wenn durch die Zulassung die Erledigung des Rechtsstreites verzögert werden würde und der Antrag nach der freien Überzeugung des Gerichts in der Absicht, das Verfahren zu verschleppen, oder aus grober Nachlässigkeit nicht früher vorgebracht worden ist (§ 109 Abs. 2 SGG).

Anpassung und Gewöhnung

Das frühere RVA hat in ständiger Rechtsprechung anerkannt, daß in der Anpassung und Gewöhnung eine wesentliche Änderung in den Verhältnissen eines Rentenberechtigten erblickt werden kann. Das BSG hält in dieser Rechtsprechung fest (BSG-Entsch. v. 30. 1. 1958, AZ: 4 RJ 290/56).
Unter Gewöhnung ist nach FHM die funktionelle Anpassung an Verletzungsfolgen zu verstehen, die den Menschen befähigt, rein mechanisch, ohne daß es dazu eines jedesmaligen Willensimpulses bedarf, seine Arbeitskraft möglichst vollständig wieder auszunutzen. Wenn seit der Verletzung keine Arbeit geleistet wurde, so ist auch keine Gewöhnung möglich gewesen.
Die Tatsachen der Anpassung und Gewöhnung bedürfen eines ausreichenden Beweises. Ein Beweis liegt nicht ohne weiteres im Versuch eines bisher auf Grund unselbständiger Arbeit Versicherten, diese Erwerbstätigkeit in einem selbständigen Geschäft fortzusetzen (Entsch. BLVA v. 10. 2. 1950, ABl MfA Nr. 9/1950).
Auch bei völlig gleichbleibendem objektiven Befund kann die Änderung der Verhältnisse in der Anpassung und Gewöhnung an den krankhaften Zustand gefunden werden. Dabei ist bei schweren Verletzungen, insbesondere bei dem Verlust eines wichtigen Gliedes, nicht von einer Gewöhnung im eigentlichen Sinne die Rede. Der Verlust eines Armes oder Beines ist nicht zu ersetzen. Wohl aber macht sich nach ärztlicher Erfahrung und der Beobachtung des täglichen Lebens infolge der starken Anpassungsfähigkeit des menschlichen Körpers und seiner einzelnen Teile an veränderte Zustände durch Übung bei der Arbeit und den Verrichtungen des Alltags allmählich eine Anpassung der gesunden Glieder in dem Sinne geltend, daß sie es lernen, für das gebrauchsunfähig gewordene oder verlorene Glied bis zu einem gewissen Grade einzutreten und seine Tätigkeit mit zu übernehmen. Auch kann dem Verletzten das Fehlen eines Gliedes dadurch weniger empfindlich werden, daß er sich einem anderen Beruf zuwendet, in dem er seiner Hilfe weniger bedarf, oder daß er den Gebrauch eines künstlichen Gliedes erlernt, das ihm mancherlei Arbeit ermöglicht. Endlich kann eine Änderung in den Verhältnissen ohne Änderung des objektiven Befundes insofern eingetreten sein, als der Verletzte sich neue Fertigkeiten angeeignet hat, die ihn zur Arbeit wieder befähigen (AN 1921 S. 335).

Arbeit (s. a. Berufstätigkeit, S. 20 f.)

Arbeit ist jede menschliche Tätigkeit, die unter Aufwendung einer dauernden Anstrengung sittlich vernünftige und erlaubte Zwecke verfolgt.

Arbeitsfähigkeit (s. a. Erwerbsfähigkeit, S. 27)

Siehe unter Ableitung des Beurteilungsmaßstabes von den gesetzlichen Begriffsbestimmungen, (S. 12 f.).

Arbeitsfeld (s. a. Verweisbarkeit, S. 46 f.)

Bei Beurteilung der EF eines Versicherten ist nicht die konkrete Möglichkeit einer Beschäftigung ausschlaggebend. Voraussetzung für die Verweisung ist vielmehr allein, daß ein dem Wettbewerb zugängliches allgemeines Arbeitsfeld besteht (BSG-Entsch. v. 13. 5. 1958, AZ: 3 RJ 200/55).

Bei ungelernten Arbeitern und Arbeitern, die sich im Laufe der Zeit von dem erlernten Beruf gelöst haben, sind für die Beurteilung der BU alle eine Lehrzeit nicht erforderlichen Tätigkeiten auf dem „Allgemeinen Arbeitsmarkt" als Vergleichs-(Berufs-)Gruppe selbst dann heranzuziehen, wenn infolge allgemeiner Arbeitslosigkeit solche Tätigkeiten praktisch nicht ausgeübt werden können (Entsch. LSG Berlin v. 13. 2. 1958, AZ: 2–468/54).

Arbeitsfeld, Ausschluß

Besonders geartete Formen der Krankheit oder des Gebrechens bewirken in der gesetzlichen Rentenversicherung trotz an sich erhaltener AF praktisch BU (z. B. Bazillenausscheider). Es ist nicht zulässig, einen Versicherten auf eine für ihn zwar medizinisch für möglich gehaltene, aber polizeilich rechtswirksam untersagte Tätigkeit zu verweisen (BSG-Entsch. v. 12. 7. 1956, AZ: 5 RKn 31/55).

Arbeitsgelegenheit

Der Mangel an geeigneten Arbeitsgelegenheiten ist ein Risiko, das die Arbeitslosenversicherung zu tragen hat. Mangelnde Arbeitsgelegenheit berechtigt daher nicht die Annahme von BU (BSG-Entsch. v. 13. 4. 1967, AZ: 5 RKn 108/66).

Für die Beurteilung der Frage der EF kann der Umstand, daß der Versicherte vom Arbeitsamt bisher nicht vermittelt worden

ist, nicht maßgebend sein (BSG-Entsch. v. 29. 10. 1958, AZ: 3 RJ
244/55).

Arbeitsmarkt

Ausgeschlossen vom Arbeitsmarkt ist derjenige, der infolge seines Zustandes nicht mehr mit gesunden vergleichbaren Arbeitskräften in Wettbewerb um Erwerbsquellen in Form von Plätzen
zumutbarer Tätigkeit im Rahmen der gesetzlichen Lohnhälfte
treten kann. Einen Wettbewerb lassen aber nur Erwerbsquellen
zu, die ausreichend genug in der Wirtschaft und auf dem Gebiete der privaten und öffentlichen Dienste mit Arbeitskräften
besetzt oder unbesetzt vorhanden sind, so daß sie eine übliche
Erwerbsquelle der schaffenden Bevölkerung bilden. Für Tätigkeiten, auf die der Versicherte zumutbar verwiesen werden
kann, muß daher ein den Wettbewerb zulassendes allgemeines
Arbeitsfeld zumutbarer Tätigkeiten vorhanden sein (Entsch.
BLVA v. 3. 1. 1952, Breith. 1952 S. 999).

Arbeitsunfähigkeit

Siehe unter Ableitung des Beurteilungsmaßstabes von den gesetzlichen Begriffsbestimmungen, (S. 12 f.).

Arbeitsunfall

Die Wartezeit für die Rentengewährung in der gesetzlichen
Rentenversicherung gilt als erfüllt, wenn der Versicherte zwar
die Mindestversicherungszeit bei Eintritt des Versicherungsfalles nicht zurückgelegt hat, aber infolge eines Arbeitsunfalles
nach dem 30. 4. 1942 berufsunfähig geworden oder gestorben
ist. Als Arbeitsunfall in diesem Sinne ist jedoch nur ein Unfall
anzusehen, auf den die Vorschriften der deutschen Unfallversicherung (ggf. auf Grund zwischenstaatlicher Sozialversiche-
rungsabkommen) anzuwenden sind (BSG-Entsch. v. 29. 4. 1958,
Breith. 1958 S. 945).

Arbeitsverdienst

Für die Beurteilung der BU kommt es nicht darauf an, welchen
Lohn der Rentenberechtigte auf einem bestimmten Arbeitsplatz
erhält. Entscheidend ist vielmehr, ob er in der Lage ist, auf
Grund der ihm verbliebenen Arbeitskraft unter Ausnutzung
etwa neu erworbener Kenntnisse und Fertigkeiten durch eine

ihm zumutbare Tätigkeit die Hälfte des für ihn in Betracht kommenden Vergleichslohnes zu verdienen. Wenn dem Rentenberechtigten auf Grund tarifvertraglicher Regelung oder wohlwollender Beurteilung durch den Arbeitgeber der volle Lohn gezahlt wird, so kann daraus nicht geschlossen werden, welches Entgelt seiner Leistung entsprechen würde (BSG-Entsch. v. 29. 1. 1959, AZ: 3 RJ 173/55).

Arbeitsverdienst bei gleichzeitigem Rentenbezug

Der Bezug einer Rente wegen BU steht einer regelmäßigen Erwerbstätigkeit (auch mit mehr als geringfügigen Einkünften) grundsätzlich nicht entgegen. Es kann also nicht allein aus dem erzielten Arbeitsverdienst geschlossen werden, daß BU nicht mehr besteht. Siehe auch unter „Änderung in den Verhältnissen" (S. 13 f.) und „Arbeitsverdienst" (S. 18 f.).

Beruf, bei freiwilliger Versicherung

Als bisheriger Beruf im Sinne des § 1246 Abs. 2 RVO und § 23 Abs. 2 AVG ist bei Pflichtversicherten nur die versicherungspflichtige Beschäftigung oder Tätigkeit zugrunde zu legen, nicht dagegen eine solche vor Eintritt in die Pflichtversicherung oder nach Ausscheiden aus ihr, selbst wenn während dieser Zeit freiwillige Weiterversicherung bestand (BSG-Entsch. v. 13. 3. 1958, BSG 7 S. 66).

Beruf, bisheriger

Ausgangspunkt für die vorzunehmende Prüfung, auf welchen Beruf ein Versicherter zumutbar verwiesen werden kann, ist die Bewertung seines „bisherigen Berufes".

Bewertungsmerkmale für den bisherigen Beruf sind die Dauer und die Qualität der für diesen vorgeschriebenen oder üblichen Ausbildung, die Bewertung dieses Berufes für den Betrieb und die an ihn zu stellenden besonderen Anforderungen (BSG-Entsch. v. 9. 9. 1966, BSG 25 S. 186).

Wenn eine solche Berufsausbildung nicht erfolgt ist, der Versicherte aber eine ähnlich zu bewertende übliche Berufsentwicklung zu der betreffenden Berufstätigkeit hin durchlaufen hat, und er diese auch eine längere Zeit ausgeübt hat, wird man zu gleichen Ergebnissen kommen müssen. Es darf jedoch nicht

übersehen werden, daß – besonders in Zweifelsfällen – hier
der Dauer der Ausübung der Berufstätigkeit eine größere Bedeutung zukommt. Wenn allerdings derartige Merkmale nicht
vorliegen, wird man es im wesentlichen auf die Zeitdauer der
einzelnen Tätigkeiten abzustellen haben, und zwar hier nicht
nur auf die absolute Dauer der Tätigkeit, sondern auch auf ihr
zeitliches Verhältnis zu den sonstigen Tätigkeiten bzw. zu dem
gesamten Arbeitsleben des Versicherten (BSG-Entsch. v. 9. 2.
1956, BSG 2 S. 182).

Unter „bisherigem Beruf" kann niemals eine Tätigkeit vor
Eintritt in die Rentenversicherung verstanden werden. Maßgebend ist vielmehr die Tätigkeit, die der Pflichtversicherung
unterlag. Auch für Fälle der freiwilligen Weiterversicherung ist
immer daran festgehalten worden, daß der Versicherte sich auf
die Tätigkeit berufen kann, die er vor seinem Ausscheiden aus
der Pflichtversicherung hatte (BSG-Entsch. v. 13. 3. 1958, BSG 7,
S. 66).

Der „bisherige Beruf" des Versicherten ist bei der Prüfung der
BU – sowohl bei der Bewilligung als auch bei der Entziehung
der BU-Rente – Ausgangspunkt der gesamten Beurteilung. Der
„bisherige Beruf", welcher der Bewilligung einer BU-Rente zugrunde lag, kann sich während des Bezugs dieser Rente nicht
ändern, also nicht durch einen neu aufgenommenen anderen
Beruf ersetzt werden (BSG-Entsch. v. 16. 9. 1965, BSG 24 S. 7).

Berufsgruppe

Unter Berufsgruppen sind die wirtschaftlich und sozial an-
nähernd gleichgestellten Berufszweige, die eine ähnliche Ausbildung sowie gleichwertige Kenntnisse voraussetzen, zu verstehen. Wie eine Berufsgruppe abzugrenzen ist, entscheiden die
Umstände des Einzelfalles (GE 2865, AN 1925 S. 226).

Berufstätigkeit

Der Berufstätigkeit eines Versicherten kommt bei Prüfung der
Frage nach der BU ausschlaggebende Bedeutung zu. Hier sind
nicht nur Dauer und Umfang der Ausbildung und der bisherige
Beruf, sondern auch die besonderen Anforderungen der bis-
herigen Berufstätigkeit zu berücksichtigen. Je qualifizierter die
Tätigkeit eines Versicherten ist, um so enger ist das für ihn in
Betracht kommende Arbeitsfeld abzugrenzen.

Für die Entscheidung der Frage, ob bei dem Versicherten EU im Sinne der Vorschriften der gesetzlichen Rentenversicherung vorliegt, kommt es hingegen auf seine bisherige Berufstätigkeit grundsätzlich nicht an.

Berufsunfähigkeit (gesetzliche Begriffsbestimmung)
Berufsunfähig ist nach dem Wortlaut des § 1246 Abs. 2 RVO und § 23 Abs. 2 AVG ein Versicherter, dessen Erwerbsfähigkeit (EF) infolge von Krankheit oder anderen Gebrechen oder Schwäche seiner körperlichen oder geistigen Kräfte auf weniger als die Hälfte derjenigen eines körperlich und geistig gesunden Versicherten mit ähnlicher Ausbildung und gleichwertigen Kenntnissen und Fähigkeiten herabgesunken ist. Der Kreis der Tätigkeiten, nach denen die EF eines Versicherten zu beurteilen ist, umfaßt alle Tätigkeiten, die seinen Kräften und Fähigkeiten entsprechen und ihm unter Berücksichtigung der Dauer und des Umfanges seiner Ausbildung sowie seines bisherigen Berufs und der besonderen Anforderungen seiner bisherigen Berufstätigkeit zugemutet werden können. Zumutbar ist stets eine Tätigkeit, für die der Versicherte durch Maßnahmen zur Erhaltung, Besserung und Wiederherstellung der EF mit Erfolg ausgebildet oder umgeschult worden ist.

Berufsunfähigkeit, Erleuterung des Begriffs
Für die Beurteilung der Frage, ob ein Versicherter berufsunfähig ist, sind nach der BSG-Entsch. v. 16. 4. 1959 (Breith. 1959 S. 914) folgende drei Merkmale zu prüfen:
1. *Die EF des Rentenbewerbers muß einen bestimmten Mindestsatz unterschritten haben*
Dieser Mindestsatz (die Hälfte der EF) ist nicht unmittelbar an dem Versicherten und dessen individuellem Leistungsabfall zwischen der Zeit seiner normalen Höchstleistung und seinem derzeitigen Zustand zu messen, sondern über einen Vergleich mit einem „körperlich und geistig gesunden Versicherten mit ähnlicher Ausbildung und gleichwertigen Kenntnissen und Fähigkeiten". Der Gesetzgeber hat es demnach bewußt vermieden, bei diesem Vergleich individuell auf den jeweils in Frage kommenden Versicherten selbst abzustellen; damit ist er einmal den Schwierigkeiten aus dem Wege gegangen, die sich aus der Zugrundelegung einer nur fiktiven Tätigkeit (und der im

Zeitpunkt der Rentengewährung von dem gesund gedachten
Rentenbewerber erzielbare Erwerb wäre ja stets eine derartige
Fiktion) ergeben müßten und zum anderen hat er dadurch zu
unbilligen Ergebnissen führende Zufälligkeiten der sonst allein
zu berücksichtigenden tatsächlichen Tätigkeit des Versicherten
ausgeschaltet. Durch die Fassung „ähnlich" bzw. „gleichwertig"
hat er darüber hinaus deutlich gemacht, daß nicht die in einem
bestimmten Einzelberuf bestehende Erwerbsmöglichkeit, sondern die Erwerbsmöglichkeit einer ganzen, durch jene Merkmale gekennzeichneten Berufsgruppe, als die sich der Durch-
schnittsverdiener dieser Gruppe, d. h. in der Regel der mittlere
Tariflohn, anbietet, maßgebend ist. Da der Gesetzgeber keinerlei weitere Vorschriften über die Abgrenzung der fraglichen
Vergleichsgruppe gegeben hat als das bisher erörterte Merkmal,
ist es der Praxis und Rechtsprechung überlassen, die Gruppen
jeweils so eng oder weit zu ziehen, daß dadurch Unbilligkei-
ten möglichst vermieden werden. Insgesamt gesehen hat der
Gesetzgeber allerdings durch sein Festhalten an der Erwerbs-
fähigkeitsgrenze von 50 v. H. – trotz seiner Kenntnis, daß diese
Grenze in fast allen Fällen überschritten wird, in denen ein
rentenversicherter Arbeiter noch zu einem nicht nur vergön-
nungsweise gewährten Verdienst durch eigene Arbeit fähig ist –,
diese Begrenzung zu einem überaus schwachen Unterschei-
dungsmerkmal werden lassen. Denn – von Sonderfällen mit
einem abnorm hohen Einkommen abgesehen – wird es heute
als Auswirkung der tariflichen Regelung jedenfalls bei Arbeitern kaum eine Tätigkeit geben, deren Tariflohn niedriger als
die Hälfte des tariflichen Durchschnittslohnes irgendeiner solchen Gruppe ist. Unter diesen Umständen kommt den weiter
zu untersuchenden Merkmalen der Berufsunfähigkeit eine um
so entscheidendere Bedeutung zu, als letztlich demnach von
ihnen die Frage der Rentengewährung fast allein abhängig sein
wird.

2. *Tätigkeiten, nach denen die EF eines Versicherten zu beurteilen
ist, müssen seinen Kräften und Fähigkeiten entsprechen*
Mit dieser Begrenzung nach oben soll erreicht werden, daß der
Versicherte gesundheitlich sowie wissens- und könnensmäßig
nicht überfordert wird. Die Frage nach dieser „objektiven Leistungsfähigkeit" besagt somit nichts darüber, ob einem Versicherten irgendwelche Arbeiten „zumutbar" sind. Sobald ver-

sucht wird, bereits aus diesem zweiten Merkmal, etwa in Auslegung der Wörter „Fähigkeiten" und „entsprechen" abzuleiten, irgendwelche Arbeiten entsprächen als zu untergeordnet den Fähigkeiten eines Versicherten nicht mehr, wird damit die vom Gesetzgeber bewußt allein in dem zweiten Halbsatz des Satzes 2 der Bestimmungen geregelte Frage der Zumutbarkeit an einer falschen Stelle – und damit für die Gesamtbetrachtung verwirrend – vorgeworfen.

3. *Die Tätigkeiten, zu deren Verrichtung der Versicherte nach der zu 2. vorgenommenen Prüfung objektiv noch fähig ist, müssen ihm auch subjektiv zugemutet werden können*

Bei der Prüfung dieser Zumutbarkeit sind nach dem Gesetzeswortlaut zu berücksichtigen: Dauer und Umfang der Ausbildung des Versicherten sowie sein bisheriger Beruf und die besonderen Anforderungen seiner bisherigen Berufstätigkeit.

Wenn der Gesetzgeber vorschreibt, bei der Prüfung der Zumutbarkeit seien die oben aufgeführten Punkte zu berücksichtigen, hat er damit zwingend nur angeordnet, daß diese Merkmale stets berücksichtigt werden müssen, jedoch nicht etwa ausschließen wollen, daß auch noch sonstige im Einzelfall für die Zumutbarkeit oder Unzumutbarkeit sprechende Gesichtspunkte gegebenenfalls berücksichtigt werden. Hier wird es auch möglich sein, für erforderlich gehaltene Besonderheiten bei einzelnen Versicherungsgruppen zu berücksichtigen.

Unzumutbar ist die Ausübung einer Tätigkeit, wenn damit ein wesentlicher sozialer Abstieg verbunden ist, insbesondere wenn sie in den Augen der Umwelt ein wesentlich geringeres Ansehen genießt als die bisher verrichtete Tätigkeit. Aus der besonderen Betonung, die der Gesetzgeber bei der Frage der Zumutbarkeit auf die Berücksichtigung von Dauer und Umfang der Ausbildung des Versicherten legt, muß allerdings geschlossen werden, daß Fachkräften mit ordnungsgemäßer Lehre und Ausbildung die Verrichtung ungelernter Arbeiten jedenfalls wesentlich schwerer zuzumuten ist als anderen Versicherten, ja, daß sich möglicherweise diese Zumutbarkeit überhaupt auf Fälle beschränkt, die ganz besonders gelagert sind.

Überwiegend körperlich tätige Arbeiter haben im Gegensatz zu den geistig schaffenden Berufen den Höhepunkt ihres Erwerbslebens entsprechend der Entwicklung der körperlichen Kraft und Gewandtheit oft lange vor ihrem Ausscheiden aus dem

Berufsleben erreicht, so daß sie dann gezwungen sind, die bisher verrichtete, lohnmäßig hoch eingestufte Arbeit aufzugeben und zu leichterer, geringer entlohnter Arbeit überzugehen. Ob und inwieweit ein solcher Übergang noch zumutbar ist, hängt so sehr vom Einzelfall ab, daß sich darüber keine feste Regel aufstellen läßt.

Hierbei ist allerdings davon auszugehen, daß nach der heute gültigen gesetzlichen Festlegung der Zumutbarkeitsmerkmale eine Verweisung auf einen anderen Beruf oder eine andere Berufsgruppe als die, welcher der Rentenbewerber bisher zuzurechnen war, grundsätzlich nicht untersagt ist. Allein daraus, daß der Gesetzgeber in allen drei Versicherungszweigen jetzt übereinstimmend für den gedachten Versicherungsfall die Bezeichnung „Berufsunfähigkeit" gewählt hat, kann jedenfalls nicht geschlossen werden, daß eine Verweisung auf jede berufsfremde Tätigkeit ausgeschlossen sei. Allerdings wird eine derartige Verweisung – insbesondere bei qualifizierten Tätigkeiten – häufig daran scheitern, daß der Versicherte mit diesen ihm fremden Tätigkeiten überfordert ist, weil ihm die Voraussetzungen für ihre ordnungsmäßige und einwandfreie Verrichtung fehlen, sie also objektiv seinen Fähigkeiten nicht entsprechen. Sind jedoch in dieser Hinsicht keine Bedenken zu erheben, so kommt es allein auf die Frage der Zumutbarkeit an. Es ist jedenfalls nicht einzusehen, warum einem Versicherten, der fähig ist, eine ihm bisher berufsfremde Tätigkeit voll und gut zu verrichten, grundsätzlich ein solcher Übergang in einen anderen Beruf nicht zugemutet werden sollte, wenn nur gewährleistet ist, daß diese Tätigkeit in den Augen der Umwelt kein wesentlich geringeres Ansehen genießt, als die bisherige.

Berufsunfähigkeit, Nachweis

Die Prüfung der Frage der BU kann sich nur auf Tatsachen und Umstände stützen, die bei gründlicher und erschöpfender Beweiserhebung feststellbar sind. Die Unmöglichkeit der Feststellung von Tatsachen und Umständen, die möglicherweise die Annahme von BU begründen können, infolge berechtigter oder unberechtigter Verweigerung der zur Feststellung noch einzig möglichen Untersuchung, muß zur Verneinung des Anspruchs führen, wenn der Sachverhalt im übrigen erschöpfend aufgeklärt ist (Entsch. BLVA v. 22. 6. 1950, AZ: 737/49).

Beweiswürdigungsrecht (s. a. Gutachten, Bewertung, S. 29)
Die Vorschrift über das Beweiswürdigungsrecht des Richters
(§ 128 SGG) gibt diesem keine uneingeschränkte Entscheidungs-
freiheit, sondern nur die Befugnis, innerhalb der Grenzen frei
zu entscheiden, die ihm durch die Pflicht gezogen sind, alle
Umstände sachgemäß abzuwägen (BSG-Entsch. v. 24. 7. 1957,
AZ: 2 RU 310/56).

Blindheit

Es gilt nicht schlechthin der Satz, daß Blinde stets BU seien,
etwa deshalb, weil ihre Arbeitskraft nur sehr eingeengt verwendungsfähig sei, weil sie auf die Hilfe anderer angewiesen
oder auf dem Wege nach und von der Arbeitsstätte behindert
seien. Es ist ein Vergleich anzustellen zwischen den Aufgaben,
die in einem Beruf normalerweise anfallen und den Obliegen-
heiten, die der betreffende Blinde nicht oder nur teilweise oder
nur mit Hilfe anderer erledigen kann. Umfang und Bedeutung
der einen und der anderen Leistungsseite sind gegeneinander
abzuwägen (BSG-Entsch. v. 26. 5. 1965, AZ: 4 RJ 125/63).

Brustkrebs (s. Teil II, Krebs, S. 119 f.)
Das BSG hat in seinem Urteil vom 28. 11. 1957 (BSG 6 S. 136)
ausgesprochen, daß es keinen allgemeinmedizinischen Erfahrungssatz gibt, wonach bei an Brustkrebs erkrankten Frauen
bereits im Frühstadium der Krankheit BU eintrete.

Charaktermängel
Siehe unter Vorstrafen und Charaktermängel, S. 47.

Diagnose, Fehldiagnose (s. a. Gutachten, falsches, S. 30)
Unter einer Änderung in den Verhältnissen des Rentenberechtigten ist die tatsächliche Änderung in den körperlichen oder
geistigen Fähigkeiten des Berechtigten zu verstehen. Es braucht
allerdings nicht unbedingt eine wesentliche Besserung des Ge-
sundheitszustandes vorzuliegen, sondern die wesentliche Änderung kann auch in der Anpassung und Gewöhnung an den
bestehenden Krankheitszustand oder in der Aneignung neuer
beruflicher Kenntnisse und Fähigkeiten erblickt werden. Voraussetzung ist jedoch stets, daß in den persönlichen Verhältnissen des Berechtigten selbst objektiv eine Änderung einge-

treten ist. Dagegen kann in der abweichenden medizinischen
Beurteilung des körperlichen Zustandes keine Änderung in dem
maßgebenden Sinne erblickt werden (BSG-Entsch. v. 3. 10. 1957,
AZ: 5 R Kn 28/56).

Das BSG hat ferner klargestellt, daß eine zur Rentenentziehung
berechtigende wesentliche Änderung der Verhältnisse des Versicherten dann nicht vorliegt, wenn die Rente auf Grund eines
Leidens gewährt wurde, das infolge einer eindeutigen Fehldiagnose damals in seiner Bedeutung für die EF des Versicherten
überbewertet worden ist, während seine Bedeutung bei objektiv
zutreffender Diagnose für die Gewährung der Rente nicht aus-
gereicht hätte (BSG-Entsch. v. 21. 11. 1958, AZ: 5 R Kn. 30/57).

Duldungspflicht (s. Heilbehandlung, S. 33)

Eintritt des Versicherungsfalles (Einfluß auf die Anrechenbarkeit
der Beiträge)

Die Anspruchsvoraussetzung und die Höhe der Rente richten
sich stets nach den versicherungsrechtlichen Gegebenheiten, wie
sie bereits vor Eintritt des Versicherungsfalles vorliegen. Freiwillige Beiträge dürfen daher nach Eintritt der BU oder EU für
Zeiten vorher nicht mehr entrichtet werden (§ 1419 RVO, § 141
AVG).

Auch für die Folgezeit entrichtete Beiträge können einen Rentenanspruch aus demselben Versicherungsfall nicht begründen.
Im Zustand der BU entrichtete Beiträge sind aber, soweit es
sich um Pflichtbeiträge handelt, für die EU-Rente, für das Altersruhegeld und die Hinterbliebenenrente, und soweit es sich
um freiwillige Beiträge handelt, nur für das Altersruhegeld
und die Hinterbliebenenrente anrechenbar. Im Zustand der EU
entrichtete Beiträge können nur für das Altersruhegeld und die
Hinterbliebenenrente berücksichtigt werden (§§ 1233 Abs. 2,
1246 Abs. 3, 1247 Abs. 3 RVO und §§ 10 Abs. 2, 23 Abs. 3,
24 Abs. 3 AVG).

**Entziehung und Umwandlung der Rente bei Wegfall der Voraus-
setzungen**

Ist der Empfänger einer Rente wegen BU und EU infolge einer
Änderung in seinen Verhältnissen nicht mehr berufsunfähig,
so wird die Rente entzogen. Die Rente wegen EU wird in eine

Rente wegen BU umgewandelt, wenn der Berechtigte infolge einer Änderung in seinen Verhältnissen nicht mehr erwerbsunfähig, aber noch berufsunfähig ist (§ 1286 ArVNG, § 63 AnVNG). Siehe auch unter „Änderung in den Verhältnissen", S. 13 f.

Erwerbsfähigkeit

EF ist die Fähigkeit, durch Leistung von Arbeit wirtschaftliche Güter zu erwerben. AF und die Verwertbarkeit der Arbeit zum Erwerb sind somit Voraussetzungen für die EF. EF ist nicht gleich Gesundheit zu setzen. Die Tatsache, daß ein Versicherter vollen Lohn bezieht, ist kein Beweis für seine Gesundheit.

Erwerbstätigkeit, gewisse Regelmäßigkeit

Ein Versicherter, der noch eine Erwerbstätigkeit ausüben kann und häufig krank ist, ist deshalb nicht erwerbsunfähig. Als erwerbsunfähig könnte ein Versicherter in diesem Zusammenhang nur gelten, wenn er so häufig und so lange krank ist, daß von einer gewissen Regelmäßigkeit seiner Erwerbstätigkeit keine Rede mehr sein kann. (BSG-Entsch. v. 5. 3. 1959, Breith. 1959 S. 912).

Erwerbsunfähigkeit

Erwerbsunfähig ist der Versicherte, der infolge von Krankheit oder anderer Gebrechen oder Schwäche seiner körperlichen oder geistigen Kräfte auf nicht absehbare Zeit eine Erwerbstätigkeit in gewisser Regelmäßigkeit nicht mehr ausüben oder nicht mehr als nur geringfügige Einkünfte durch Erwerbstätigkeit erzielen kann (§ 1247 Abs. 2 RVO, § 24 Abs. 2 AVG).

Fachausdrücke

Fachausdrücke in Gutachten müssen, soweit sie nicht vermeidbar sind, so erklärt werden, daß sie den Beamten der Versicherungsträger und den Richtern der Sozialgerichte verständlich sind. Klinische Wörterbücher, medizinische Terminologien geben hier empfehlenswerte Hilfen.

Fehldiagnose (s. Diagnose, S. 25 f.)

Gebrechen

Nach allgemeiner Auffassung versteht man unter Gebrechen
im Gegensatz zu Krankheiten solche körperlichen oder geistigen Beeinträchtigungen, deren Entwicklung mehr oder weniger
abgeschlossen ist und die daher keinen ständigen Schwankungen unterliegen. Mehr oder weniger länger andauernde akute
Erkrankungen, deren Verlauf sich auf eine jedenfalls im voraus
abschätzbare Dauer beschränkt, sind keine Gebrechen im Sinne
der gesetzlichen Rentenversicherung (GE Nr. 3194, AN 1928
S. 232).

Gefälligkeitsatteste (s. Gutachten, falsches, S. 30)

Gesundheitsstörungen, verschiedenartige (s. Leiden, S. 35)

Gliedmaßenverlust (s. a. Anpassung und Gewöhnung, S. 16)
Eine wesentliche Änderung in den Verhältnissen des Rentenberechtigten braucht nicht nur in einer Besserung im medizinischen Befund zu bestehen, sie kann auch – z. B. bei Glied-
verlusten – in der Anpassung und Gewöhnung liegen. Die wesentliche Änderung muß jedoch überzeugend nachgewiesen
werden.
Die Verrichtung einer zumutbaren Arbeit über einen längeren
Zeitraum hinweg kann über eine inzwischen eingetretene Anpassung und Gewöhnung die Annahme einer solchen wesentlichen Änderung in den Verhältnissen rechtfertigen.
Einen Erfahrungssatz, daß bei einem Oberschenkelamputierten
trotz jahrelanger Arbeitsleistung eine Anpassung und Gewöhnung niemals eintreten kann, gibt es nicht (Entsch. LSG NRW
v. 2. 10. 1958, AZ: 18 [II] Kn 760/54).

Gutachten

Die ärztlichen Gutachten haben den Zweck, daß mit Hilfe der
ärztlichen Wissenschaft festgestellt wird, woran der Rentenbewerber leidet und inwiefern er durch sein Leiden an dem
Gebrauch seiner körperlichen und geistigen Kräfte behindert ist.
Der Gutachter nimmt also grundsätzlich nur zu dem medizinischen Sachverhalt Stellung. Die abschließende Beurteilung soll

klar erkennen lassen, welche Arbeiten von dem Rentenbewerber unter Berücksichtigung des ihm verbliebenen körperlichen und geistigen Leistungsvermögens noch verrichtet werden können, ggf. unter den näher zu bezeichnenden Einschränkungen hinsichtlich Schwere und Dauer der Arbeit.

Das Gutachten soll im übrigen auch eine Stellungnahme enthalten, ob und welche Maßnahmen zur Erhaltung, Besserung oder Wiederherstellung der EF in Betracht zu ziehen sind.

Da insbesondere der Begriff der BU sehr differenzierte Begriffsmerkmale mitumfaßt, die nicht der ärztlichen Beurteilung unterliegen, kann in dem ärztlichen Gutachten keineswegs eine Entscheidung über den Rentenanspruch gesehen werden. Vielmehr lassen erst die unter Würdigung all dieser Merkmale aus dem Gutachten zu ziehenden Folgerungen eine Entscheidung über den Rentenanspruch zu. Diese Entscheidung obliegt nach den gesetzlichen Bestimmungen aber ausschließlich den Versicherungsträgern und den Sozialgerichten.

Gutachten, Bekanntgabe

Dem Berechtigten sind auf Antrag und auf seine Kosten Abschriften der ärztlichen Gutachten zu erteilen. Die Kosten hat der Antragsteller vorher zu zahlen. Sämtliche Abschriften sind nur insoweit zu erteilen, als dies mit Rücksicht auf den Berechtigten zulässig erscheint. Dies gilt auch, wenn der Berechtigte Einsichtnahme in die Akten verlangt. Über den Antrag auf Akteneinsicht oder Erteilung von Abschriften der Gutachten entscheidet der Versicherungsträger, während eines Streitverfahrens das Sozialgericht. Der behandelnde oder begutachtende Arzt soll dem Versicherten den Inhalt seines Gutachtens nicht mitteilen.

Gutachten, Bewertung

Die Sozialgerichte sind bei der Bildung ihrer Überzeugung nach § 128 SGG den Denkgesetzen und allgemeinen Erfahrungssätzen unterworfen. Bei der Bewertung eingeholter Gutachten dürfen nur solche Erkenntnisse der Wissenschaft berücksichtigt werden, die in den maßgebenden Fachkreisen allgemein anerkannt sind. Mit eigenen Erwägungen darf das Gericht über allgemein anerkannte medizinische Erfahrungssätze nicht hinweggehen (BSG-Entsch. v. 10. 6. 1958, AZ: 9 RV 418/56).

Gutachten, falsches

Die Abgabe eines wissentlichen falschen Gutachtens oder Zeugnisses zum Gebrauch bei einer Behörde oder einem Versicherungsträger ist strafbar. Dabei ist es ohne Belang, ob das falsche Gutachten oder Zeugnis unmittelbar von der Behörde angefordert wurde, oder nur zu ihrem Gebrauch bestimmt war. Das gleiche gilt, wenn die Behörde oder der Versicherungsträger keinen Gebrauch von dem wissentlich falschen Gutachten oder Zeugnis gemacht hat. Strafbar ist ferner, wenn in dem Gutachten oder Zeugnis die medizinischen Tatsachen richtig angegeben, hieraus aber bewußt falsche Schlüsse gezogen worden sind. Das wissentliche Verschweigen wesentlicher Tatsachen unterliegt ebenfalls der Strafandrohung. Wegen wissentlich oder fahrlässig falsch ausgestellter Gutachten und Zeugnisse kann der Arzt daneben zivilrechtlich belangt und für den entstandenen Schaden strafbar gemacht werden.

Gutachten, Form

Der Wert des Gutachtens als einer wissenschaftlichen ärztlichen Leistung soll bereits in der äußeren Form und Aufmachung zum Ausdruck kommen. Es ist daher möglichst in Maschinenschrift abzufassen. Im Gutachten sollen die Untersuchungsbefunde kurz, klar, bestimmt und übersichtlich wiedergegeben, dabei aber die Verwendung schwer verständlicher Fremdwörter und Fachausdrücke vermieden werden. Antworten auf Rückfragen, die eine Änderung oder Ergänzung eines abgeschlossenen Gutachtens zur Folge haben, sind ausnahmslos auf einem besonderen Blatt zu geben. Die Versicherungsträger verwenden zur Befund- und Gutachtenerstattung Formblätter. Nach einer Entscheidung des RVA haben sich die Gutachter an den Vordruck zu halten. Er ist eindeutig und erschöpfend auszufüllen.

Gutachten, Hypothesen und Theorien

Hypothesen und Theorien, die noch nicht allgemeine oder überwiegende wissenschaftliche Anerkennung gefunden haben, können nicht gutachtlich verwendet werden, denn das würde zur Rechtsunsicherheit führen. Der Auftraggeber möchte nicht die individuelle Meinung eines Forschers, sondern eine repräsentative Antwort der Wissenschaft auf die gestellte gutachtliche Frage hören (nach *Schellworth*, Med. Klinik 1956, S. 227).

Gutachten, in freier Form

Das in freier Form zu erstattende Gutachten muß in Aufbau und Aussage folgendes enthalten:

Name, Dienststellung und Anschrift des Gutachters;

Ort und Datum der Ausstellung des Gutachtens;

Bezeichnung als (fach-)ärztliches Gutachten;

Bezeichnung des Auftraggebers und Angabe des Aktenzeichens;

Bezeichnung des Zwecks der Begutachtung und Wiedergabe etwaiger Zusatzfragen;

Personalien des zu Begutachtenden (Name, Vorname, Geburtsdatum, Beruf und Wohnung);

Ort, Datum und Zeit der Untersuchung.

Das Gutachten selbst in folgender Gliederung:

  I. 1. Vorgeschichte a) Krankheiten in der Familie,
                            b) eigene Krankheitsvorgeschichte.

      2. Ergebnis des Studiums der Vorgutachten.

  II. Angaben des Untersuchten „Jetzige Klagen usw. …“

III. Wahrnehmungen des Gutachters und die Untersuchungsbefunde.

IV. Krankheitsbezeichnung (Diagnose).

  V. Zusammenfassende medizinisch-wissenschaftliche und ärztlich gutachtliche Würdigung und Auswertung des Inhalts von I bis IV. Hier sind außer der festgestellten Krankheit und ihrer funktionellen Folgen auch die Konstitution des Begutachteten, etwaige stationäre Defekte und Abnormitäten sowie seine geistige und seelische Persönlichkeit (Charakter, Begabung, Arbeitswille usw.) zu berücksichtigen.

VI. Abschließendes Gutachten und Beantwortung etwa gestellter Zusatzfragen.

Das Gutachten ist mit deutlich lesbarer Unterschrift abzuschließen.

Gutachten, privatärztliches

Zu Beweiserhebungen sind nur die Gerichte befugt. Jedoch ist den Beteiligten unbenommen, ein vom Gericht eingeholtes Gutachten nicht nur mit eigenen Ausführungen, sondern auch mit sog. Privatgutachten anzugreifen. Die Gerichte sind nicht nur berechtigt, sondern auch verpflichtet, solche ihnen im Rahmen des Vorbringens der Beteiligten vorgelegten Gutachten

zu würdigen; denn sie haben sich ihre richterliche Überzeugung
nach dem Gesamtergebnis des Verfahrens zu bilden (BSG-
Entsch. v. 23. 9. 1957, AZ: 2 RU 113/57).

Gutachter

Der für die gesetzliche Rentenversicherung tätige Gutachter ist
berufen, ein auf den Erkenntnissen der wissenschaftlichen Medizin fußendes ärztliches Gutachten zu erstellen. Seine Tätigkeit setzt im einzelnen folgendes voraus:

1. umfassende allgemeine ärztliche Kenntnisse,
2. genügende Kenntnis der ärztlich wichtigen Sozialgesetzgebung,
3. Kenntnis der Erfahrungen, die bei der Anwendung der sozialversicherungsrechtlichen Bestimmungen und auf dem Gebiet
   der Versicherungsmedizin gemacht wurden,
4. Kenntnis der Rechtsprechung der obersten Sozialgerichtsbarkeit.

Diese Kenntnisse befähigen den Arzt zur Abgabe eines sachverständigen Gutachtens, das beweiskräftig ist und die Ver-
waltungsentscheidung des Versicherungsträgers zu stützen vermag.

Der Gutachter muß sich im übrigen bewußt bleiben, daß die
Verwaltung (auch die Gerichte der Sozialgerichtsbarkeit) zu einer zutreffenden Beurteilung der außerhalb des medizinischen
Sachverhalts liegenden, nach den gesetzlichen Bestimmungen
jedoch beachtlichen weiteren Lebensumständen des Begutachteten um so leichter findet, je genauer und verständlicher die
Darstellung des medizinischen Sachverhalts ist. Vom ärztlichen
Sachverständigen wird ausschließlich ein unparteiisches Gutachten erwartet. Der Grundsatz „in dubio pro aegroto" (EuM
Bd. 18 S. 185) ist oft genug die psychologische Ursache fehler-
hafter Beweisführung. Der Gutachter steht zwischen den Par-
teien. Weder „suprema lex salus aegroti" noch „suprema lex
salus rei publicae" darf als Richtschnur dienen. Es geht auch
nicht an, einen „milden" oder einen „strengen" Standpunkt
einzunehmen; es gibt nur den einen, den wissenschaftlich-sach-
lichen Standpunkt auf dem Boden der Gesetze.

Gutachter, bestimmter Arzt

Wird ein bestimmter Arzt, z. B. der Oberarzt einer Klinik, mit
der Erstellung eines Gutachtens beauftragt, fertigt aber der

Assistenzarzt unter Verwendung des Briefkopfes des beauftragten Arztes das Gutachten an und unterschreibt er es, so muß das Gericht durch Rückfrage bei dem beauftragten Arzt feststellen, ob das vom Assistenzarzt unterzeichnete Gutachten die Auffassung des beauftragten Arztes widergibt. Im übrigen muß aus dem Gutachten erkenntlich sein, ob bei der gestellten Beweisfrage eine eigene Untersuchung durch den beauftragten Arzt erforderlich war und bejahendenfalls, ob diese durch den beauftragten Arzt vorgenommen worden ist (BSG-Entsch. v. 31. 7. 1958, AZ: 9 RU 536/57).

Hausfrau

Als bisheriger Beruf im Sinne des § 1246 Abs. 2 RVO und § 23 Abs. 2 AVG ist nur die versicherungspflichtige Beschäftigung oder Tätigkeit zugrunde zu legen, nicht jedoch auch diejenige als Hausfrau, während deren Dauer freiwillige Beiträge zur Weiterversicherung geleistet wurden (BSG-Entsch. v. 5. 3. 1959, BSG 9 S. 189).

Heilbehandlung, Duldungspflicht

Eine Pflicht zur Duldung der Heilbehandlung besteht nicht, wenn die vorgesehenen Heilmaßnahmen dem Versicherten nicht zumutbar sind. Nicht zumutbar ist eine Heilbehandlung, die mit einer erheblichen Gefahr für Leben und Gesundheit des Versicherten verbunden ist, eine Operation auch dann, wenn sie einen erheblichen Eingriff in die körperliche Unversehrtheit bedeutet (§ 1243, Abs. 4 RVO, § 20 Abs. 4 AVG).

Invalidität

Der früher für die Rentenversicherung der Arbeiter maßgebende Begriff der Inv. ist bei der Neuregelung der gesetzlichen Rentenversicherung im Jahre 1957 in den nunmehr einheitlich für die ArV und die AnV geltenden Begriffen der „Berufsunfähigkeit" und der „Erwerbsunfähigkeit" aufgegangen.

Kontrolluntersuchungen (Nachuntersuchungen)

Bei Kontroll- (Nach-)untersuchungen ist stets der Gesamtbefund neu zu erheben, nicht etwa nur der Zustand des Organs, dessen Erkrankung zur Inv., BU oder EU geführt hatte. Wird hierbei eine Besserung gegenüber den seinerzeit für die Rentenbewilligung maßgebenden Gutachten festgestellt, so sind die sich hieraus ergebenden Änderungen in den Verhältnissen des Berechtigten in der zusammenfassenden Beurteilung klar und allgemein verständlich herauszustellen. Die ärztliche Schilderung und Begründung einer festgestellten Besserung und damit gebesserter Leistungsfähigkeit des Versicherten soll in einer Form geschehen, die dem Versicherten im Bescheid mitgeteilt werden kann. – Zur Beurteilung, ob außer dem rein medizinischen Befund bei einer Kontrolluntersuchung eine wesentliche Änderung in den Verhältnissen des RE eingetreten ist, muß auch der ärztliche Gutachter vom Inhalt der Erhebungsbögen des Versicherungsträgers Kenntnis nehmen, aus denen sich ergibt, ob der RE wieder in Arbeit steht, evtl. in anderer Arbeit, was er hierdurch verdient usw. Das gleiche gilt für eingeholte Auskünfte vom Arbeitgeber und andere. Dies ist deshalb wichtig, weil auch ein Rentenentzug erfolgen kann, wenn keine entscheidende Besserung in den gesundheitlichen Verhältnissen festzustellen ist, aber Gewöhnung und Anpassung an die vorliegenden körperlichen Veränderungen und an eine geleistete Arbeit erfolgt ist. Hierbei muß sich der begutachtende Arzt dazu äußern, ob diese Tätigkeit etwa auf Kosten der Gesundheit geleistet wird, oder ob diese Arbeit ärztlicherseits weiterhin zugemutet werden kann.

Im übrigen s. a. „Änderung in den Verhältnissen", S. 13 f. und „Anpassung und Gewöhnung", S. 16.

Krankheit

Als Krankheit im sozialversicherungsrechtlichen Sinn ist ein regelwidriger Zustand des Körpers oder des Geistes anzusehen, der die Notwendigkeit einer Heilbehandlung oder aber die AUF zur Folge hat.

Schwächezustand und Beschwerden als Folge einer natürlichen körperlichen Entwicklung (Altersschwäche, Altersveränderungen), natürliche Lebensvorgänge (Menstruation, Schwangerschaft, Entbindung, Wochenbett), Schönheitsfehler, angeborene Mißbildungen usw. sind keine Krankheiten in diesem Sinne.

Kriegsbeschädigungsfolgen

Die Feststellung des Grades der Körperschädigung durch Kriegseinflüsse erfolgt nach anderen Gesichtspunkten als die Beurteilung der BU und EU. Die Entscheidungen der Versorgungsämter hinsichtlich der Höhe des Prozentsatzes der Körperbeschädigung können daher nicht ohne weiteres der Begutachtung in der Sozialversicherung zugrunde gelegt werden. Man muß unterscheiden, daß dort die „Minderung der Unversehrtheit" der Berentung zugrunde gelegt wird, hier aber die Minderung der beruflichen Leistungsfähigkeit maßgebend ist. Ein oberschenkelamputierter Uhrmacher ist versorgungsrechtlich im allgemeinen 70 Prozent beschädigt, kann aber voll berufsfähig sein!

Leiden, mehrere und wechselnde

Maßgebend für die Frage der Minderung der Erwerbsfähigkeit (MdE) ist der Gesamtzustand des Rentenbewerbers, den mehrere Krankheitsursachen mit oder nebeneinander oder sich ablösend bedingen. Es ist nicht zulässig, bei wechselnden Leiden, die sich bald bessern, bald verschlechtern, einen rechnerischen Durchschnitt je nach Länge der Besserungs- oder Verschlechterungszeiträume zu ermitteln. Auch bei solchen Leiden muß ihre Gesamtauswirkung auf die EF des Rentenbewerbers, und zwar für jedes Leiden allein für sich oder in Verbindung mit anderen Leiden festgestellt werden (Entsch. BLVA v. 28. 2. 1952, Breith. 1952 S. 996).
Bei wechselnden Leiden ist der Einfluß auf die EF in der Gesamtheit zu beachten. Auch ist die Schätzung der EU näher zu begründen. Bei wechselndem Gesundheitszustand, z. B. im Sommer arbeitsfähig, aber nicht im Winter, ist der Jahresdurchschnitt zu berücksichtigen, desgleichen bei Krankheiten, die sich zeitweise verschlechtern (EuM Bd. 5 S. 265).

Leiden, wechselnder Stärke

Bei einem Leiden, das sich abwechselnd bald bessert, bald verschlechtert (z. B. Unterschenkelgeschwüre), darf für die Frage der MdE nicht lediglich ein bestimmter einzelner Zeitpunkt zugrunde gelegt werden, vielmehr ist der Einfluß des Leidens auf die EF in seiner Gesamtheit zu betrachten (EuM Bd. 5 S. 265).

Maßnahmen zur Erhaltung, Besserung und Wiederherstellung der Erwerbsfähigkeit

Ist die EF eines Versicherten infolge von Krankheit oder anderen Gebrechen oder Schwäche seiner körperlichen oder geistigen

Kräfte gefährdet oder gemindert und kann sie voraussichtlich erhalten, wesentlich gebessert oder wiederhergestellt werden, so kann der Träger der Rentenversicherung Maßnahmen in dem in § 1237 RVO bestimmten Umfange zur Erhaltung, Besserung oder Wiederherstellung der EF gewährten (§§ 1236 ff RVO bzw. ArNVG §§ 13 ff AVG bzw. AnVNG).

Darüber hinaus obliegt dem Versicherungsträger die Durchführung der Maßnahmen nach dem *Tuberkulosehilfegesetz* für den von ihm zu betreuenden Personenkreis (s. a. Tuberkulosehilfegesetz, S. 43 f.).

Die Maßnahmen erstrecken sich auf Heilbehandlung, Berufsförderung und soziale Betreuung.

Die *Heilbehandlung* umfaßt alle erforderlichen medizinischen Maßnahmen, insbesondere Behandlung in Kur- und Badeorten und in Spezialanstalten.

Die *Berufsförderung* umfaßt Maßnahmen zur Wiedergewinnung oder Erhöhung der EF im bisherigen oder Ausbildung für einen anderen zumutbaren Beruf sowie individuelle Arbeitsvermittlung. Die berufsfördernden Maßnahmen sollen in der Regel in einem Jahr abgeschlossen sein; sie dürfen auch in Ausnahmefällen nicht über 3 Jahre hinaus ausgedehnt werden.

Die *soziale Betreuung* umfaßt die Gewährung von Übergangsgeld während der Durchführung der Heilbehandlung oder Berufsförderung sowie nachgehende Maßnahmen zur Sicherung der mit diesen Maßnahmen erzielten Ergebnisse. Die Durchführung der im einzelnen vorgesehenen Maßnahmen bedarf der Zustimmung des Betreuten (s. a. Duldungspflicht, S. 33).

Neurosen (s. a. S. 141 f.)

Die Wirkungen neurotischer Störungen auf die AF und EF dürfen nicht danach beurteilt und rechtlich bewertet werden, daß sie leicht zu Täuschungen mißbraucht werden können. Die „Simulationsnähe" neurotischer Zustandsbilder verlangt höchste Sorgfalt bei der Ermittlung des Sachverhalts und Sicherheit des Beweises. Besitzt der Einzelne infolge von Krankheitsvorstellungen nicht mehr die Kraft, den Willen zur Erwerbsarbeit aufzubringen, dann ist darin – rechtlich – eine Krankheit im Sinne des § 1246 Abs. 2 RVO / § 23 Abs. 2 AVG zu erblicken (BSG-Entsch. v. 7. 4. 1964 AZ: 4 RJ 283/60).

Pensionierung und Berufsunfähigkeit

Eine nach beamtenrechtlichen Gesichtspunkten erfolgte Zurruhesetzung spricht nicht grundsätzlich für die Annahme der BU, z. B. dann nicht, wenn der Pensionierte anderweitig Büroarbeiten wettbewerbsfähig zu verrichten noch in der Lage ist (Entsch. BLVA v. 20. 9. 1951. Breith. 1952 S. 29).

Privatärztliche Gutachten s. S. 31 f.

Privatunfallversicherung

Die in der privaten Unfallversicherung verwendete sog. Gliedertaxe zur Beurteilung des Grades der Erwerbsminderung in glatten Fällen darf nach ständiger Rechtsprechung keinesfalls zur Beurteilung der MdE in der Sozialversicherung herangezogen werden.

Rehabilitationsmaßnahmen

Siehe Maßnahmen zur Erhaltung, Besserung und Wiederherstellung der EF, S. 35 f.

Rente auf Zeit bei BU oder EU von zeitlich absehbarer Dauer

Besteht begründete Aussicht, daß die BU oder die EU in absehbarer Zeit behoben sein wird, so kann die Rente nur auf Zeit, und zwar erst vom Beginn der 27. Woche ab, gewährt werden. Die Rente auf Zeit fällt mit Ablauf des im Feststellungsbescheid bestimmten Zeitraumes weg, ohne daß es eines Entziehungsbescheides bedarf (§ 1276 RVO, § 53 AVG).

Ist der Empfänger einer Rente wegen EU auf Zeit nicht mehr erwerbsunfähig, aber noch berufsunfähig, so steht ihm von diesem Zeitpunkt an eine solche wegen BU zu. Der Versicherungsträger prüft vor Wegfall der Rente, ob sich an den Zeitpunkt, zu dem die Rente wegen EU wegfällt, Zeiten der BU anschließen. Im Gegensatz zur Entziehung oder Umwandlung einer ohne zeitliche Beschränkung bewilligten Rente ist in diesen Fällen der Nachweis einer Änderung in den Verhältnissen des Berechtigten nicht erforderlich.

Rente wegen Berufsunfähigkeit (s. a. Rente auf Zeit, S. 37)

Rente wegen BU erhält nach § 1246 RVO und § 23 AVG der Versicherte, der berufsunfähig ist, wenn er vor Eintritt der BU eine anrechnungsfähige Versicherungszeit von 60 Kalendermonaten zurückgelegt hat. Als Jahresbetrag der BU-Rente wird für jedes anrechnungsfähige Versicherungsjahr (§ 1258 RVO, § 35 AVG) 1 % der vom Versicherten erreichten persönlichen Bemessungsgrundlage (§ 1255 RVO, § 35 AVG) gewährt. Die Rente erhöht sich um die Steigerungsbeträge für die Beiträge zur Höherversicherung und um den Kinderzuschuß.

Rente wegen Erwerbsunfähigkeit (s. a. Rente auf Zeit, S. 37)
Rente wegen EU erhält nach § 1247 RVO und § 24 AVG der Versicherte, der erwerbsunfähig ist, wenn er vor Eintritt der EU eine anrechnungsfähige Versicherungszeit von 60 Kalendermonaten zurückgelegt hat. Als Jahresbetrag der EU-Rente wird für jedes anrechnungsfähige Versicherungsjahr (§ 1258 RVO, § 35 AVG) 1,5 % der vom Versicherten erreichten persönlichen Bemessungsgrundlage (§ 1255 RVO, § 32 AVG) gewährt. Auch die EU-Rente erhöht sich um die Steigerungsbeträge für die Beiträge zur Höherversicherung und um den Kinderzuschuß.
Neben einer Rente wegen EU wird eine Rente wegen BU nicht gewährt.

Rente wegen Erreichung der Altersgrenze (Altersruhegeld)
Voraussetzung für die Gewährung des Altersruhegeldes ist in jedem Falle der Nachweis einer anrechnungsfähigen Versicherungszeit von 180 Kalendermonaten.
An Stelle des Altersruhegeldes werden Renten wegen BU oder EU auch nach Erreichen der Altersgrenze gewährt, wenn die übrigen Voraussetzungen (insbesondere die Wartezeit) für die Bewilligung des Altersruhegeldes nicht erfüllt sind.
Als Jahresbetrag des Altersruhegeldes wird für jedes anrechnungsfähige Versicherungsjahr (§ 1258 RVO, § 35 AVG) 1,5 % der vom Versicherten erreichten persönlichen Bemessungsgrundlage (§ 1255 RVO, § 32 AVG) gewährt. Das Altersruhegeld erhöht sich um die Steigerungsbeträge für die Beiträge zur Höherversicherung und um den Kinderzuschuß.
Im einzelnen ist zwischen folgenden Arten des Altersruhegeldes zu unterscheiden:
1. Altersruhegeld wegen Vollendung des 65. Lebensjahres. Die Altersgrenze gilt sowohl für männliche als auch für weibliche Versicherte (§ 1248 Abs. 1 RVO, § 25 Abs. 1 AVG).

2. Altersruhegeld wegen Vollendung des 60. Lebensjahres. Das
sogenannte vorgezogene Altersruhegeld wird gewährt:
a) für männliche und weibliche Versicherte, die nachweislich
seit einem Jahr ununterbrochen arbeitslos sind, für die weitere Dauer der Arbeitslosigkeit (§ 1248 Abs. 2 RVO, § 25
Abs. 2 AVG) und
b) nur für weibliche Versicherte, die in den letzten 20 Jahren
überwiegend eine rentenversicherungspflichtige Beschäfti-
tung oder Tätigkeit ausgeübt haben, und eine Beschäftigung gegen Entgelt oder eine Erwerbstätigkeit nicht mehr
ausüben. Das Altersruhegeld fällt mit dem Ablauf des Mo-
nats weg, in dem die Berechtigte in eine Beschäftigung gegen Entgelt oder in eine Erwerbstätigkeit eintritt. Eine Ne-
benbeschäftigung oder Nebentätigkeit nach § 1228 RVO /
§ 4 AVG gilt nicht als Beschäftigung gegen Entgelt oder als
Erwerbstätigkeit (§ 1248 Abs. 3 RVO, § 25 Abs. 3 AVG). Der
Nachweis über das tatsächliche Ende der letzten Beschäftigung oder Tätigkeit muß erbracht werden.
Neben dem Altersruhegeld wird eine Rente wegen BU oder
oder EU nicht gewährt (§ 1248 Abs. 6 RVO).

Renten an die Hinterbliebenen eines Versicherten

Hinterbliebenenrenten sind Witwen-, Witwerrenten und Renten an frühere Ehegatten sowie Waisenrenten. Sie werden bei
im übrigen vorliegenden Voraussetzungen gewährt, wenn dem
Verstorbenen zur Zeit seines Todes Versichertenrente zustand
oder zu diesem Zeitpunkt die Wartezeit für die Rente wegen
BU von ihm erfüllt ist oder nach § 1252 RVO / § 29 AVG als erfüllt gilt (§ 1263 RVO, § 40 AVG).
1. *Witwen-(Witwer-)Renten und Renten an frühere Ehegatten:*
Eine MdE als Anspruchsvoraussetzung wird nicht gefordert.
Diese Renten werden jedoch als erhöhte Witwenrenten nach
§ 1268 RVO und § 45 AVG berechnet, wenn der hinterbliebene
Rentenberechtigte das 45. Lebensjahr vollendet hat, zuvor nur
dann, wenn und solange der Berechtigte berufsunfähig oder erwerbsunfähig ist oder mindestens ein waisenrentenberechtigtes
Kind erzieht.
2. *Waisenrenten:* Bei Waisenrenten (auch beim Kinderzuschuß)
kommt der Frage nach der EF eines Kindes nur dann Bedeutung
zu, wenn es sich um die (Weiter-)Gewährung für die Zeit nach

Vollendung des 18. Lebensjahres (längstens bis zum vollendeten 25. Lebensjahr) für ein unverheiratetes Kind handelt, das infolge körperlicher oder geistiger Gebrechen außerstande ist, selbst für seinen Unterhalt aufzukommen (§ 1267 RVO, § 44 AVG).

Bei Prüfung dieser Voraussetzungen können mehr oder weniger länger andauernde akute Erkrankungen, deren Verlauf sich auf eine jedenfalls im voraus abschätzbare Dauer beschränkt, nicht als Gebrechen angesehen werden.

Im übrigen muß das Gebrechen bereits bei Vollendung des 18. Lebensjahres vorliegen. Später auftretende Gebrechen berechtigen nicht zum Bezug des Kinderzuschusses oder der Waisenrente.

Rentenantrag (Antragstellung)

Die Leistungen der gesetzlichen Rentenversicherung werden nur auf Antrag gewährt. Für den Rentenantrag ist eine bestimmte Form nicht vorgeschrieben, doch sollen die von den Versicherungsträgern entwickelten Antragsformblätter verwendet werden.

Oft hängt insbesondere der Beginn der Rente wegen BU oder EU von der rechtzeitigen Antragstellung ab. Nach § 1290 Abs. RVO und § 67 Abs. 2 AVG ist die Rente nämlich erst vom Beginn des Antragsmonats ab zu gewähren, wenn der Antrag später als 3 Monate nach Eintritt der BU oder EU gestellt wird. Vom Inhalt des Antrags soll daher der Arzt vor Erstattung seines Gutachtens Kenntnis nehmen und insbesondere die Angaben des Rentenbewerbers über den Zeitpunkt, zu dem die geklagten Beschwerden im derzeitigen Ausmaß aufgetreten sind, in seiner abschließenden Würdigung mit berücksichtigen.

Rentensätze

Im Versorgungswesen nach dem Bundesversorgungsgesetz und in der gesetzlichen Unfallversicherung ist überwiegend der Grad der Versehrtheit für die Berentung und insbesondere für die Höhe der Rente maßgebend. Die hier in der Regel verwendeten Tabellentafeln zur Ermittlung des Grades der MdE können für die in der Rentenversicherung der Arbeiter und Angestellten völlig anders gearteten Begriffen der BU und EU keinerlei Anhaltspunkte bieten. Sie dürfen daher für die Beurteilung der

EF eines Versicherten im Sinne der Vorschriften der RVO und des AVG nicht herangezogen werden.

Schlüsselzahlen zur statistischen Erfassung der Ursachen für die Rentengewährung

Zur Gewinnung der notwendigen statistischen Unterlagen werden die Ursachen für die Gewährung einer Rente wegen BU oder EU in Form von Schlüsselzahlen erfaßt. In den Gutachten ist daher stets neben der Diagnose auch die für die Ursache der BU oder EU festgelegte Schlüsselzahl anzugeben. Bei mehreren Ursachen ist nur die der Hauptursache entsprechende Schlüsselzahl einzusetzen. Die Erfassung der Ursachen der Rentengewährung wegen BU oder EU erfolgte von 1960 bis 1967 nach dem „Deutschen Verzeichnis der Krankheiten, Verletzungen und Todesursachen" (Stand 1958). Ab 1. 1. 1968 ist in der Rentenversicherung ein neuer „Diagnoseschlüssel der Deutschen gesetzlichen Rentenversicherung" maßgeblich, der vom Verband Deutscher Rentenversicherungsträger herausgegeben wurde. Hierbei handelt es sich um einen 3-stelligen Ziffernschlüssel, der im wesentlichen (mit einigen Abänderungen) der „ICD" (8. Revision) entspricht.
Das Verzeichnis dieser Schlüsselzahlen s. S. 201.

Schweigepflicht und Begutachtung

Ein vom Versicherungsträger oder von der Sozialgerichtsbarkeit ordnungsgemäß bestellter Gutachter macht sich keiner Verletzung der ärztlichen Schweigepflicht schuldig, da die Offenbarung des anvertrauten Wissens in diesem Zusammenhang eine befugte ist. Die Offenbarung ist befugt, wenn sie mit Einverständnis des Beteiligten erfolgt, z. B. indem der Versicherte der Mitteilung ausdrücklich zustimmt. Das Einverständnis kann sich ebenso aus den gesamten Umständen ergeben, wie bei der Begutachtung, da der Versicherte selbst zugegen und mit dem Zweck der Untersuchung vertraut ist.
In etwaigen Zweifelsfällen ist dem Gutachter zu empfehlen, sich das Einverständnis des Untersuchten bescheinigen zu lassen oder die Entscheidung des Versicherungsträgers oder des Sozialgerichtes herbeizuführen.
Die Erstattung von Gutachten nur nach Aktenlage bedingen keine Verletzung der ärztlichen Schweigepflicht, sofern das Gut-

achten für den die Akten besitzenden Versicherungsträger oder
für das Sozialgericht erstattet wird.

Die unbefugte Offenbarung ist für alle am Rentenverfahren Beteiligten gleichermaßen strafbar. Denn § 141 RVO bestimmt:
„Wer unbefugt offenbart, was ihm in amtlicher Eigenschaft als
Mitglied eines Organs oder Angestellten eines Versicherungsträgers, Mitglied oder Angestelltem einer Versicherungsbehörde, Vertreter oder Beisitzer bei einer Versicherungsbehörde über
Krankheiten oder andere Gebrechen oder ihre Ursachen be-
kanntgeworden ist, wird mit Geldstrafe oder mit Gefängnis bis
zu 3 Monaten bestraft. Die Verfolgung tritt nur auf Antrag des
Versicherten oder der Aufsichtsbehörde ein. Den Versicherten
stehen andere Personen gleich, für die dieses Gesetz eine Leistung eines Versicherungsträgers vorsieht."

Schwerbeschädigtengesetz

Bei Beurteilung der für Schwerbeschädigte in Betracht kommenden Beteiligten ist die durch das Schwerbeschädigtengesetz begründete bevorzugte Stellung der Schwerbeschädigten grundsätzlich nicht zu berücksichtigen. Es kommt daher bei der Prüfung der EF darauf an, ob der Versicherte auch ohne Hilfe des
Schwerbeschädigtengesetzes imstande wäre, eine ihm zumutbare Tätigkeit zu verrichten und damit die sogenannte Lohnhälfte zu verdienen (BSG-Entsch. v. 17. 12. 1957, AZ: 3 RJ
160/55).

Schwerhörigkeit

Bei großer Schwerhörigkeit sind die Arbeitsmöglichkeiten, die
für den Versicherten noch gegeben sind, genau zu prüfen. Dabei
darf auch nicht außer Acht gelassen werden, daß er beim Zu-
rücklegen eines langen Anmarschweges zur Betriebsstätte unter Umständen Gefahren ausgesetzt würde (Entsch. BLVA v.
30. 4. 1953, Breith. 1953 S. 850).

Suchtkranke

BU kann bei einem Süchtigen vorliegen, wenn dieser nur unter
Zuhilfenahme von Rauschgiften arbeiten kann.

Tätigkeit, ähnliche

Die Tatsache der regelmäßigen und vollwertigen Ausübung des
Berufs oder einer zur Berufsgruppe gehörenden Tätigkeit oder

die Aneignung anderer vergleichbarer Kenntnisse und Fertigkeiten zur Ausführung einer in etwa ähnlichen Tätigkeit wird
weiterhin ein wichtiger Anhaltspunkt dafür sein, ob BU vorliegt (AN 1921 S. 334; AN 1936 S. 45).

Tuberkulosehilfegesetz

Ab 1. 1. 1959 richtet sich die Tuberkulosehilfe nach dem Gesetz
vom 23. 7. 1959 (BGBl. I S. 513).

Die Anspruchsgrundlage ist in § 1 dieses Gesetzes wie folgt
festgelegt:

(1) Zur Förderung und Sicherung der Heilung Erkrankter und
zum Schutz der Allgemeinheit gegen die Übertragung der Tuberkulose werden als Tuberkulosehilfe

1. Heilbehandlung,
2. Eingliederungshilfe,
3. wirtschaftliche Hilfe,
4. vorbeugende Hilfe,

nach Maßgabe dieses Gesetzes gewährt. Soweit die erforderliche
Hilfe anderweitig gesetzlich sichergestellt oder nach den wirtschaftlichen und persönlichen Verhältnissen im Einzelfall nicht
erforderlich ist, besteht kein Anspruch auf Tuberkulosehilfe.

(2) Soweit nach Absatz 1 kein Anspruch besteht oder der Anspruch noch nicht festgestellt ist, ist Tuberkulosehilfe unverzüg-
lich zu gewähren, wenn Grund zu der Annahme besteht, daß an-
dernfalls die notwendigen Maßnahmen nicht rechtzeitig durchgeführt werden. Dies gilt insbesondere, wenn die Zuständigkeit
einer zur Gewährung der Hilfe verpflichteten Stelle nicht rechtzeitig geklärt werden kann oder nicht anerkannt ist oder wenn die
Prüfung der wirtschaftlichen und persönlichen Verhältnisse im
Einzelfall nicht rechtzeitig durchgeführt werden kann.

(3) Über Art und Maß der Leistungen ist nach pflichtmäßigem
Ermessen zu entscheiden.

An Stelle der bisherigen Zuständigkeitsregelung für die Gewährung der Tuberkulosehilfe ist die gesetzliche Regelung
nach § 31 dieses Gesetzes getreten. Nach dem hiermit neu ein-
gefügten § 1244a RVO und § 21a AVG haben die Versicherungsträger die nach §§ 1236ff RVO und §§ 13ff AVG durch-
zuführenden Maßnahmen in eigener Zuständigkeit zu übernehmen, wenn Versicherte, Rentner, ihre Ehegatten oder ihre
Kinder an aktiver behandlungsbedürftiger Tbc erkrankt sind.

Voraussetzung ist jedoch, daß für den Versicherten in den der Feststellung der Behandlungsbedürftigkeit vorausgegangenen 24 Kalendermonaten Beiträge für wenigstens 6 Kalendermonate für eine versicherungspflichtige Beschäftigung oder Tätigkeit entrichtet sind oder die Wartezeit mit 60 Kalendermonaten Versicherungszeit erfüllt ist.

Heilbehandlung wird grundsätzlich auch dann gewährt, wenn die in § 1236 Abs. 1 und 2 RVO oder § 13 Abs. 1 und 2 AVG genannten Voraussetzungen nicht erfüllt sind. Jedoch bleiben berufsfördernde und nachgehende Maßnahmen auf Versicherte und Rentner beschränkt, die das 60. Lebensjahr noch nicht vollendet haben. Die Gewährung von Übergangsgeld ist besonders geregelt.

Über Art und Maß der Leistungen entscheidet der Versicherungsträger nach pflichtgemäßem Ermessen.

Umwandlung der Rente (s. a. Entziehung und Umwandlung)

Die Rente wegen BU wird auf Antrag in eine solche wegen EU umgewandelt, wenn inzwischen die Voraussetzungen hierfür eingetreten sind. Die Rente wegen EU ist von Amts wegen in die Rente wegen BU umzuwandeln, wenn der Berechtigte infolge einer Änderung in seinen Verhältnissen nicht mehr erwerbsunfähig, aber noch berufsunfähig ist.

Ursache der Berufsunfähigkeit oder Erwerbsunfähigkeit

Die BU oder EU muß auf Krankheiten oder andere Gebrechen oder Schwäche der körperlichen oder geistigen Kräfte des Versicherten zurückzuführen sein. Auf deren Ursachen kommt es in der Regel nicht an. Jedoch hat keinen Anspruch auf Rente, wer sich absichtlich berufsunfähig oder erwerbsunfähig macht. Desgleichen können Hinterbliebene keinen Rentenanspruch geltend machen, wenn sie den Tod des Versicherten vorsätzlich herbeigeführt haben (s. a. Versagung der Rente).

Für den Begriff der BU ist lediglich das Absinken der Erwerbsfähigkeit durch Krankheit, Gebrechen, körperliche oder geistige Schwäche entscheidend. Andere Ursachen, insbesondere solche wirtschaftlicher Art, kommen nicht in Betracht (BSG-Entsch. v. 27. 5. 1959, AZ: 1 RA 34/58). Die Ursachen der Rentengewährung wegen BU oder EU werden zur Gewinnung statistischer Unterlagen erfaßt. Näheres siehe unter Schlüsselzahlen zur sta-

tistischen Erfassung der Ursachen für die Rentengewährung,
S. 201.

Verlust der Vorgutachten

Die Feststellung, in den Verhältnissen des Versicherten sei gegenüber dem Zeitpunkt der Rentengewährung eine wesentliche
Änderung eingetreten, die keine BU mehr bedinge, kann nur
durch einen Vergleich der Verhältnisse des Versicherten, zur
Zeit der Rentengewährung mit den Verhältnissen zur Zeit der
beabsichtigten Entziehung getroffen werden.

Allein daraus, daß seinerzeit eine Rente bewilligt worden ist,
kann nicht darauf geschlossen werden, daß zu jener Zeit BU
bestanden hat, ebensowenig bei einem Rentner daraus, daß zu
einem späteren Zeitpunkt keine BU vorliegt, auf eine seit Rentengewährung eingetretene wesentliche Änderung seiner Verhältnisse. Vielmehr muß – auch dann, wenn die der Rentengewährung zugrunde liegenden ärztlichen Gutachten nicht
mehr vorhanden sind – zur Durchführung des erforderlichen
Vergleichs unter Auswertung aller sonstigen Erkenntnisquellen
zunächst eine Feststellung über den damals bestehenden Zustand getroffen werden. Reichen diese Feststellungen bei einem
Vergleich mit dem späteren Zustand nicht zu dem Nachweis
aus, daß eine wesentliche Änderung eingetreten ist, so wirkt
sich dies zuungunsten des Versicherungsträgers als desjenigen
aus, der seine Rentenentziehung rechtlich auf jenen Nachweis
stützt (BSG-Entsch. v. 17. 7. 1958, BSG 7 S. 295).

Versagung der Rente

Die Versagung der Rente ist nach den gesetzlichen Bestimmungen für folgende Fälle vorgesehen:

1. Für Versicherte und Hinterbliebene, die sich die BU oder EU
   bei Begehen eines Verbrechens oder vorsätzlichen Vergehens
   zugezogen haben.
2. Nach schriftlichem Hinweis für Versicherte und Rentner, die
   sich ohne triftigen Grund der Durchführung von Maßnahmen der Heilbehandlung, Berufsförderung oder einer nachgehenden Maßnahme entzogen haben unter den in § 1243
   RVO und § 20 AVG näher bezeichneten Voraussetzungen.
3. Nach schriftlichem Hinweis für Rentenberechtigte, die sich
   ohne triftigen Grund einer Nachuntersuchung oder Beobachtung entziehen.

Verschiedenartige Gesundheitsstörungen siehe unter Leiden, mehrere und wechselnde, S. 35

Versicherungsfall in der Sozialversicherung

Als Versicherungsfall wird der Eintritt von Ereignissen und Lebensumständen angesehen, deren wirtschaftliche Folgen durch Leistungen der Versicherungsträger behoben oder wenigstens gemildert werden sollten. Der Versicherungsfall ist daher ein zentraler Begriff des gesamten Versicherungsrechts. Je nach Art und Zweck der Versicherung unterscheiden sich aber in den einzelnen Versicherungszweigen die Versicherungsfälle in ihrem rechtlichen Gehalt. Das schließt jedoch nicht aus, daß u. U. mit ein und denselben Ereignissen oder Lebensumständen zugleich die Leistungsvoraussetzungen in verschiedenen Versicherungszweigen erfüllt sind (z. B. Schädigung infolge Arbeitsunfalls führt zur BU).

Die im Rahmen der Sozialgesetzgebung als schutzbedürftig angesehenen Ereignisse und Lebensumstände sind in folgende Versicherungsfälle zusammengefaßt:

1. *Krankenversicherung:* Krankheit, AUF, Schwangerschaft, Niederkunft und Tod.
2. *Unfallversicherung:* Arbeitsunfall (einschließlich Wegeunfall), Berufskrankheit und Unfalltod.
3. *Rentenversicherung:* BU, EU, Alter und Tod.
4. *Arbeitslosenversicherung:* Unfreiwillige Arbeitslosigkeit.

Während in den drei erstgenannten Versicherungszweigen die MdE eine der unerläßlichen Leistungsvoraussetzungen ist, kann die MdE einer Leistung aus der Arbeitslosenversicherung entgegenstehen, da nur der Versicherte Anspruch auf Leistungen aus der Arbeitslosenversicherung hat, welcher der Arbeitsvermittlung zur Verfügung steht. Er muß daher zur Arbeitsaufnahme ernstlich bereit und auch arbeitsfähig sein.

Verweisbarkeit (s. a. Zumutbarkeit, S. 48 f.)

Bei einem Bauhilfsarbeiter, der später ohne Umschulung einige Monate als Holzschnitzer tätig war, ist der Kreis der Tätigkeiten, nach denen seine EF zu beurteilen ist, nicht eng begrenzt. Er kann vielmehr auf alle Tätigkeiten eines ungelernten Arbeiters verwiesen werden, die seinen Kräften und Fähigkeiten entsprechen (BSG-Entsch. v. 13. 5. 1958, AZ: 3 RJ 200/55).

Die Hausfrauentätigkeit ist keine Berufstätigkeit; sie beruht vielmehr auf den Pflichten, die sich aus dem familienrechtlichen Verhältnis der Ehe ergeben und ist demzufolge nicht mit Einkünften verbunden (BSG-Entsch. v. 30. 9. 1958, AZ: 3 RJ 278/55).

Die Verweisung einer landwirtschaftlichen und gärtnerischen Hilfsarbeiterin auf die Tätigkeit einer Küchenhilfe in Gaststätten, Kantinen und Krankenhäusern ist zumutbar (BSG-Entsch. v. 5. 3. 1959, Breith. 1959 S. 912).

Einer Weberin, die ihren bisherigen Beruf aus gesundheitlichen Gründen nicht mehr auszuüben vermag, können als Tätigkeiten jedenfalls alle anderen angelernten Arbeiten in der Textilindustrie zugemutet werden (BSG-Entsch. v. 5. 3. 1959, BSG 9 S. 189).

Bei der Entscheidung, ob ein Versicherter, dessen Versicherungsverhältnis auf Beiträgen aus abhängigen Beschäftigungen beruht, berufsunfähig ist, ist eine Verweisung auf selbständige Tätigkeiten nicht schlechthin ausgeschlossen (BSG-Entsch. v. 24. 2. 1965, BSG 22 S. 265).

Bei der Verweisung auf zumutbare Tätigkeiten kommt es grundsätzlich nicht darauf an, wieviele Arbeitsplätze für solche Tätigkeiten vorhanden sind, es sei denn, daß die Zahl der entsprechenden Arbeitsplätze praktisch bedeutungslos ist (BSG-Entsch. v. 17. 12. 1965, BSG 24 S. 181).

Vorstrafen und Charaktermängel

Vorstrafen schließen, auch wenn sie auf charakterliche Mängel deuten, nach dem derzeit geltenden Recht die Verfügbarkeit für den Arbeitsmarkt nicht aus.

Durch charakterliche Mängel wird die – nur medizinisch zu beurteilende – AF nicht ausgeschlossen. Sie können nur ein Anzeichen für einen Geisteszustand sein, der seinerseits AF ausschließt (BSG-Entsch. v. 29. 1. 1957, AZ: R Ar 130/55).

Wettbewerbsfähigkeit

Für die Frage der Wettbewerbsfähigkeit kommt es in der Regel auf mangelnde Arbeitsgelegenheit nicht an. Eine Ausnahme kommt dann in Betracht, wenn, wie bei einem Schwerbeschädigten, sich eine nennenswerte Arbeitsgelegenheit überhaupt nicht bietet (AN 1921 S. 334).

BU kann nur verneint werden, wenn der Versicherte auf einem erreichbaren Arbeitsfeld zumutbarer Tätigkeiten mit gesunden vergleichbaren Arbeitskräften wettbewerbsfähig ist. Dabei kommt es nicht darauf an, ob etwa die Erfolgsaussichten des Wettbewerbs durch krisenhafte oder strukturell bedingte Zustände der Wirtschaft eingeschränkt sind. Aus der Tatsache, daß der Versicherte nur auf Grund besonderer Umstände in der Lage ist, durch Ausübung einer ihm sonst nicht zugänglichen Tätigkeit seinen Lebensunterhalt zu verdienen, können keine Rückschlüsse auf seine EF gezogen werden (BSG-Entsch. v. 20. 2. 1957, AZ: 3 RJ 92/54).

Wohnsitzwechsel

Ein Versicherter muß sich nach ständiger Rechtsprechung erforderlichenfalls auf Arbeitsmöglichkeiten außerhalb seines Familienwohnsitzes verweisen lassen. Auch kann ihm, wenn nicht besondere Umstände dagegen sprechen, sogar zugemutet werden, seinen Familienwohnsitz an einen Ort mit günstigeren Arbeitsmöglichkeiten zu verlegen. Die Verweisung auf einen günstigeren Arbeitsort wird auch dadurch nicht unzumutbar, daß sich der Versicherte an einem Ort ohne entsprechendes Arbeitsfeld ein Eigenheim errichtet hat (BSG-Entsch. v. 13. 5. 1958, AZ: 3 RJ 200/55).

Zumutbarkeit (s. a. Verweisbarkeit, S. 46 f.)

Bei der Prüfung der Zumutbarkeit, die in erster Linie einen wesentlichen sozialen Abstieg verhindern soll, können neben den im Gesetz zwingend vorgeschriebenen Merkmalen (Dauer und Umfang der Ausbildung, bisheriger Beruf und besondere Anforderungen der bisherigen Berufstätigkeit) im Einzelfall auch noch sonstige Gesichtspunkte berücksichtigt werden. Die Verweisung auf eine dem Rentenbewerber fremde Berufsgruppe ist nicht grundsätzlich untersagt (BSG-Entsch. v. 16. 4. 1959, BSG 9, S. 254). Für die Frage der zumutbaren Tätigkeit ist es rechtlich unerheblich, daß der Versicherte glaubt, eine an sich zumutbare Tätigkeit wegen Unabkömmlichkeit (Pflege des Ehegatten) nicht aufnehmen zu können, wenn der Zustand des Versicherten die Ausübung der betreffenden Arbeit zuläßt (BSG-Entsch. v. 13. 3. 1958, BSG 7 S. 66).

Ein schon leistungsbehinderter Versicherter wird nicht dadurch

berufsunfähig, daß es an seinem Wohnort keine für ihn geeigneten Arbeitsgelegenheiten gibt und sich ein Wohnungs-
wechsel – etwa wegen erhöhten Mietaufwands – für ihn nicht
lohnt. Ob ein Wohnortwechsel nicht erwartet werden kann,
ist allein nach den Tatbestandsmerkmalen des § 1246 Abs. 2
RVO / § 23 Abs. 2 AVG zu beurteilen; der darin verwendete Begriff der Zumutbarkeit ist im Zusammenhang mit den beruflichen Tätigkeiten, auf die verwiesen werden kann, bedeutsam
und erlaubt nicht allgemein eine Berücksichtigung von Härte-
fällen (BSG-Entsch. v. 24. 2. 1965, BSG 21 S. 257). Zumutbar ist
stets eine Tätigkeit, für die der Versicherte durch Maßnahmen
zur Erhaltung, Besserung oder Wiederherstellung seiner Erwerbsfähigkeit mit Erfolg ausgebildet oder umgeschult worden
ist.

Zurücknahme eines Entziehungsbescheides

Bei Zurücknahme eines Entziehungsbescheides ist die Rente
tatsächlich seit ihrer Bewilligung fortlaufend gewährt worden.
Zur Feststellung einer Änderung in den Verhältnissen ist daher
der Zustand des Rentenberechtigten zur Zeit der Rentenbewilligung mit seinem Zustand im Zeitpunkt der Nachuntersuchung zu vergleichen. In der Rücknahme des früheren Entziehungsbescheides ist keine Neubewilligung der Rente zu sehen.
Gleiches muß gelten, wenn der Rentenberechtigte eine Rente
bezieht, die ihm unter Aufhebung eines früheren Entziehungsbescheides auf Grund sozialgerichtlichen Urteils über den seinerzeitigen Entziehungszeitpunkt hinaus weiter zu gewähren
war.

II. Teil

Die für die Beurteilung der Berufsunfähigkeit und Erwerbsunfähigkeit wichtigsten Krankheiten und Syndrome

Addisonsche Krankheit (s. a. Nebennierenerkrankungen, S. 137 f.)
Die Addisonsche Krankheit beruht auf Insuffizienz der Nebenniere, insbesondere deren Rinde, infolge von örtlichen Krankheitsprozessen, wie Tbc., Syphilis, Atrophie durch Embolie oder Thromben, bösartige Geschwülste, Leukämie. Auch Funktionsstörungen des Hypophysenvorderlappens kommen in Betracht. – Die Krankheitserscheinungen sind körperliche und geistige Adynamie, braune (nicht hämatogene) Pigmentation der Haut (die übrigens in akuten Fällen fehlen kann), Stoffwechselstörungen, Hypotonie mit Kollapsneigung, Blutbildveränderungen, Störungen der Verdauungsorgane und der Geschlechtsdrüsenfunktionen.
Eine akute Nebenniereninsuffizienz hat meist eine schlechte Prognose. Die chronischen Insuffizienzen können inkomplette und komplette Insuffizienz erkennen lassen, oder nur relative Insuffizienz der Nebenniere. Daher richtet sich die Beurteilung solcher Krankheitsbilder nach ihrer Ursache und nach dem Ausmaß der allgemeinen Funktionsstörungen und allgemeiner Reduktion. Leichtere chronische Krankheitsbilder können oft längere Zeit durch Hormonbehandlung kompensiert werden, ausgebildetere Krankheitsformen bedeuten erhebliche Leistungseinbuße je nach Grad des Krankheitsbildes.

Adiesches Syndrom

Dieses Syndrom (mit Pupillotonie – meist einseitiger, seltener doppelseitiger Erweiterung der Pupille mit träger bis aufgehobener Lichtreaktion –, auch häufig mit abgeschwächten bis aufgehobenen Patellar- und Achillessehnenreflexen) ist differentialdiagnostisch gegen die Tabes dorsalis abzugrenzen. Es weist keine Sensibilitäts- oder Koordinationsstörungen auf und wird als vegetative Fehlregulation aufgefaßt. Dieses Syndrom bedingt keinerlei Einschränkung der EF.

Adipositas (s. a. Herz bei Fettleibigkeit, S. 97)
Die allgemeine Fettleibigkeit kommt oft bei der Beurteilung der BU oder EU entscheidend in Frage, sei sie durch Überernährung, durch Trägheit oder durch Störungen innersekretorischer Drüsen verursacht. Entscheidend für die Höhe der durch sie bedingten Erwerbsbeschränkung ist bisweilen schon allein der Grad der Fettsucht und die damit verbundene Bewegungs-

beschränkung, wobei Beruf, Alter, Geschlecht berücksichtigt werden müssen. Indessen sind meist nicht die Gewichtsverhältnisse ausschlaggebend, sondern die durch Überlastung entstandene Leistungsschwäche des Herzens (Arbeitsinsuffizienz) und des peripheren Kreislaufs, ferner Störungen der Bewegungsfähigkeit der großen Gelenke, der unteren Gliedmaßen und der Wirbelsäule. Die frühere Unterscheidung von „Fettleibigkeit" und „Fettsucht", – d. h. Definierung der „Fettsucht" als krankhafte Neigung des Organismus – läßt sich in der Praxis meist nicht aufrecht erhalten, da die Pathogenese sich meist nicht abtrennen läßt. Schließlich spielen hier sehr viele Faktoren (Vererbung, Konstitution, hormonale Steuerung, Stoffwechselstörungen, psychonervöse Einflüsse usw.) eine Rolle. (S. a. Cushing-Syndrom und *Cushing'sche* Krankheit, S. 75).

Adipositas dolorosa (Dercum-Krankheit)

Die Adipositas dolorosa ist eine Kombination von Fettsucht mit Polyneuritis. Die mit der Krankheit verbundenen Schmerzen und seelischen Störungen können BU verursachen, abhängig von der Schwere des Zustandsbildes.

After, widernatürlicher (Anus praeternaturalis, Darmfisteln)

Träger eines anus praeternaturalis sind in der Regel berufsunfähig; die Beruteilung hängt aber ab von Funktion des A. p., Sitz der Pelotte, Schleimhautprolaps, Hautreizungen usw. Ein gut funktionierender A. p., dessen Träger ihn sauberhalten und pflegen kann, schränkt seine AF auf die Dauer nicht wesentlich ein, wenn der Träger sitzende Tätigkeiten ausübt und Arbeitskollegen nicht durch Geruch belästigt werden usw. Eine Verwendung von Bauchafterträgern im Nahrungsmittelgewerbe scheidet aus hygienischen Gründen aus.

Bei Dünndarmfisteln leidet der Allgemeinzustand schwer durch Säfteverlust und Verätzungen der die Fistel umgebenden Bauchhaut. Diese Zustände können eine ganz erhebliche Leistungseinbuße verursachen.

Afterschließmuskelstörungen

Es gibt Kranke, bei denen (wie beim widernatürlichen After) nur zwei- bis dreimal täglich Darmentleerung zu bestimmten Zeiten eintritt, so daß praktisch eine BU nicht vorliegt. Das

Schicksal dieser Kranken hängt von ihrer Selbstdisziplin hinsichtlich der nötigen Körperpflege und Diätinnehaltung ab.
Bei völliger Schlußunfähigkeit des Afters für Kot und Gase ist die MdE höher und dann kann höhere Leistungseinbuße bedingt sein; desgleichen bei großem Vorfall der Mastdarmschleimhaut.

Akromegalie (hypophysärer Riesenwuchs, Gigantismus)
BU liegt vor in den späteren Stadien. Entscheidend ist aber der Allgemeinzustand und der Grad der durch Hypophysenerkrankung verursachten Beschwerden und Störungen (Nervus opticus!). Zu beachten ist auch das Zusammentreffen mit Diabetes insipidus und Adipositas und auch mit psychischen Störungen und Wesensveränderungen. Bösartige Geschwülste verursachen einen akuten Verlauf des Leidens (!), durch solche ist dann EU bedingt.

Aktinomykose
Es gibt bei – auch bezüglich ihres Stadiums – sichergestellter Diagnose Fälle ohne stärkere Eiterungen mit geringer Zerfallsneigung, die zur Spontanheilung neigen. In besonders günstigen Fällen kann zeitliche BU angenommen werden, sonst aber dauernde BU mit Nachuntersuchung nach 18 bis 24 Monaten. – Bei ausgedehnteren Zerstörungsprozessen (Gesicht, Lunge, Darm) ist die Prognose schlecht und es liegt je nach dem Krankheitszustand dauernde BU bis EU vor.

Alkoholismus
Chronischer Alkoholismus entsteht meist auf dem Boden einer anlagemässigen psychopathischen Veranlagung (Willensschwäche, Suchtneigung, Neigung zu Verstimmungszuständen usw.). Wenn die chronische Alkoholvergiftung zu Schädigung lebenswichtiger Organe geführt hat (Herz, Magen-Darmkanal, Niere), oder das periphere Nervensystem (Polyneuritis) oder das Gehirn (Encephalitis haemorrhagica) geschädigt wurde, oder bleibende Charakterveränderungen, Schädigungen der Persönlichkeitsstruktur verursacht wurden, so ist höhere Leistungseinbuße zu bejahen, bei noch vorhandener Besserungsaussicht zumindest als zeitlich begrenzt. Dann sind auch Entziehungskuren angezeigt. Unter bestimmten Voraussetzungen kann aber

auch eine Rente bei Trunksucht gem. § 1277 RVO (bzw. § 54
AVG) versagt werden, wenn der Zustand z. B. der BU eine
unvermeidbare Nebenwirkung im Hinblick auf den primär ver-
folgten Zweck war (siehe auch Suchtkrankheiten, S. 161).

Allgemeinzustand

Das richtige Erfassen des Allgemeinzustandes, der ganzen Per-
sönlichkeit des zu Begutachtenden, ist von ausschlaggebender
Bedeutung. Es verdient der Rat *Thiems* befolgt zu werden:
„Wenn Sie einen Fall zu begutachten haben, dann stellen Sie
sich mit dem Rücken gegen das Fenster und den Kranken oder
Verletzten (naturgemäß ohne Kleidung) sich gegenüber in voller
Beleuchtung und sehen ihn lange und gründlich von allen
Seiten in den verschiedensten Stellungen an. Sie werden dann
oft Ihre Diagnose schon richtig stellen können, ehe Sie einen
Finger an den Menschen gelegt haben".
Zum Allgemeinzustand gehören nicht nur Größe und Gewicht,
sondern auch der Brustumfang (der erst das Größen-Gewichts-
Verhältnis klärt [!] – siehe auch „Normalgewicht", S. 147), ferner
Bemerkungen über Muskulatur, Gang, Bewegungen, Haut- und
Schleimhäute und deren Durchblutung usw.

Alter, Alterserkrankungen

Das Alter allein ist kein Grund für die Annahme höherer
Leistungseinbuße, denn ein Rentenantragsteller soll in seiner
Leistungsfähigkeit am „normalen" Durchschnitt gleichaltriger
Vergleichspersonen gemessen werden. Ob man die Alterung als
physiologischen Prozeß betrachtet oder sie als einer chronischen
Krankheit vergleichbar ansieht, ist ein Streitfrage der Geronto-
logie. Oft aber tritt eine biologische Alterung des Organismus
eher ein, als es dem „Jahrgang" entspricht, was zum Begriff der
„Voralterung" geführt hat (siehe unten „vorzeitiges Altern").
– Es ist auch nicht allgemein festgelegt, was man als „Alterskrankheit" bezeichnen will. Vom Begriff „altersgemäßer" krank-
hafter Veränderungen wird oft zu viel Gebrauch gemacht (Arteriosklerose und Arthrose werden oft als „altersgemäß" beurteilt,
sie sind aber Abnutzungserkrankungen und keine eigentlichen
Alterserkrankungen! Auch nicht jedes im Alter festgestellte
Lungenemphysem ist ein „Altersemphysem" usw.).
Echte Altersveränderungen sind z. B. Gebißzerfall, Minderung

des Hörvermögens, Akkomodationsminderung der Augen, Ver-
knöcherung der Rippenknorpel (die dann zum Elastizitätsver-
lust des Thorax führen), Veränderungen im Kalksalzgehalt der
Knochen, Verlust der geistigen Beweglichkeit und Spannkraft
usw. – Die „krankhaften" Altersveränderungen zeigen je nach
der Persönlichkeit in ihren Erscheinungsformen und in ihrem
Einfluß auf die Leistungsfähigkeit des Menschen große Verschiedenheiten. Demgemäß hängt auch die Beurteilung der Erwerbsminderung von diesen individuellen Verschiedenheiten
ab.

Altern, vorzeitiges

Das vorzeitige Altern geht stets mit deutlichem mehr oder minder starkem Abfall des Körpergewichtes einher. Wichtig ist, daß
Verfall und vorzeitiges Altern sich recht plötzlich einstellen
können (Lebensknick!). – Die Erscheinungen schließen sich
nicht selten an eine akute Krankheit, Grippe oder Magendarm-
katarrh usw. an.
Im übrigen siehe oben über „Alterserkrankungen".

Altersschwäche

Die Zahl der Lebensjahre ist für die EF nicht entscheidend. Die
früher oder später eintretenden Veränderungen des körperlichen
und seelischen Altersschwächezustandes können zur BU und
EU führen (AN 1901, 189). Beginnende Altersschwäche begründet BU nicht (EuM Bd. 7, 252). Siehe „Alterserkrankungen".

Alzheimer'sche Hirnatrophie (s. hirnorganische Prozesse, S. 107)

Amputation (s. Gliedmaßenverlust, S. 91 f.)

Anämie (s. Blutkrankheiten, S. 70 ff.)

Anamnese (Vorgeschichte der Krankheit)

Immer wieder muß die Wichtigkeit einer guten Aufnahme der
Vorgeschichte, einschließlich Familienanamnese, betont werden. Sie ist eine Kunst und setzt Erfahrung und taktvolles Ein-
gehen auf die Persönlichkeit des zu Begutachtenden voraus. Die
in Lehrbüchern und Monographien der Diagnostik gegebenen
Schemata bringen nur die grundlegenden Anhaltspunkte.
Von versicherungsrechtlicher Bedeutung ist die möglichst ge-

naue Feststellung des Beginnes der „jetzigen" Erkrankung, auch
gemäß der Darstellung durch den Untersuchten! Von Wichtigkeit im Gutachten ist ferner die Erfassung von vorangegangenen
stationären Krankenhausbehandlungen nach Zeit und Ort usw.,
damit vom entsprechenden Krankenhaus bei Bedarf Berichte
eingeholt werden können.

Der Gutachter darf auch nie in den Fehler verfallen, die ana-
mnestischen Angaben des Untersuchten abzubrechen; dies wird
vom Kranken stets als Fehler der Untersuchung angelastet!

Anfälle

Zur Beurteilung der EM, der BU oder EU infolge von „Anfällen"
ist deren Diagnose die Grundlage. Den organischen bedingten
(Herz, Gehirn) stehen jene Anfälle gegenüber, für die eine
körperliche Ursache noch nicht aufzufinden ist und die ohne
erkennbaren Anlaß (spontan), oder im Anschluß an einen solchen (reaktiv) auftreten.

Zu den organisch bedingten Anfällen gehören die herdepilepti-
schen, die epileptischen Anfälle und die „Absencen" (epilepsia
minor), ferner die apoplektischen, apoplektiformen und herd-
apoplektischen Anfälle sowie die Blickkrämpfe (Schauanfälle)
im Spätstadium der Encephalitis epidemica und schließlich auch
die tetanischen Anfälle. Auch die durch Störungen der Hirn-
durchblutung bedingten synkopalen Anfälle gehören hierher.
– In Zweifelsfällen kann hier das EEG (Elektroenzephalo-
gramm = Hirnstrombild) Klärung schaffen, welches sich in der
Begutachtung mehr und mehr bewährt.

Den organisch bedingten steht die Gruppe der hysterischen Anfälle gegenüber. Die Differentialdiagnose zwischen epileptischen
und hysterischen Anfällen ist oft recht schwer. In vielen Fällen
ist zur Klärung eine klinische Beobachtung nötig, jedoch muß
betont werden, daß vielfach gerade während des Klinikaufent-
haltes keine Anfälle auftreten – auch nicht angegebene „täglich
epileptische Anfälle"! Auch hier kann oft der EEG-Befund einen
längeren Klinikaufenthalt erübrigen.

S. a. „Epilepsie" S. 83 und „Tetanie", S. 163 f.

Angina pectoris

Sie ist nur die Bezeichnung des Syndroms mit Herzschmerz-
Anfällen, mit Engegefühl usw.

Siehe Koronarinsuffizienz (S. 117), Koronarsklerose (S. 117 f.),
Herz (S. 96 f.).

Angioneurosen (s. a. neurozirkulatorische Dystonie, S. 79 f.)
Angioneurosen, zunächst funktionelle Störungen der Gefäß-
nerven, rufen Veränderungen in den Geweben hervor:
Gefäßerweiternde (vasodilatatorische) führen zu Blausucht der
Gliedmaßen (Akrozyanose) und anfallsweise auftretender
schmerzhafter Hautröte der Hände und Füße oder zum Quincke-
schen Oedem (s. d.).
Gefäßverengende können unter anderem zur Raynaudschen
Krankheit oder zur Sklerodermie führen. Die Beurteilung der
MdE richtet sich nach den allgemeinen und örtlichen Auswir-
kungen.

Ansteckungsfähigkeit (s. a. Tuberkulose, Bazillenträger, S. 126 ff.)
Der Ansteckungsfähige kann bei Gefährdung seiner Umgebung
vom Arbeitsmarkt ausgeschlossen sein, wodurch BU bedingt
ist, auch wenn die AF nicht beschränkt ist.

Anus praeternaturalis (s. After, widernatürlicher, S. 53)

Aortenaneurysma
Wegen der Gefahr der Blutungen infolge von Usuren oder Rup-
turen des Aneurysmas ist sein Träger (bei großen Aneurysmen)
von körperlich anstrengenden Tätigkeiten, schwerem Heben,
vielem Bücken usw. fernzuhalten. Für die meisten Berufe und
Tätigkeitsbereiche liegt daher BU vor. Im übrigen richtet sich
die Beurteilung vorwiegend nach den kardialen Insuffizienz-
erscheinungen usw.

Aortensklerose (s. a. Arteriosklerose, S. 59 f.)
Die Aortensklerose, ein häufiges Leiden, kann lange Zeit hindurch symptomlos bleiben und wirkt an sich nicht erwerbsmindernd. Treten aber erhebliche Störungen der Leistungsfähigkeit des Herzens und Unausgeglichenheit des Kreislaufs ein,
was namentlich bei gleichzeitiger Koronarsklerose der Fall ist,
so liegt höhere Leistungseinbuße vor. Entscheidend für den
Grad der abzuschätzenden Leistungseinbuße ist aber auch hier
nicht das Ausmaß des klinischen und röntgenologischen Be-

fundes der Aortensklerose, sondern die Frage des Ausmaßes der
Herzinsuffizienz (siehe Herzinsuffizienz, S. 100 ff.).

Apoplexie, apoplektischer Insult, Schlaganfall
Bei jüngeren Personen mit „Schlaganfall" ist in erster Linie an
syphilitische Gefäßprozesse zu denken und der Erfolg einer
entsprechenden Therapie abzuwarten. Bei Lues als Ursache ist
also zunächst zeitlich begrenzte EU anzunehmen. Weiter ist bei
jüngeren Menschen mit apoplektischem Insult an Hirnembolie
zu denken, und hierbei wieder an latente Mitralvitien, welche
zur Bildung von Herzthromben neigen können, usw. Selbstverständlich ist ein Mensch mit frischem Schlaganfall zunächst
erwerbsunfähig. Auch bei günstigem Verlauf sollte der Kranke
wenigstens 3 Monate von jeder Arbeit fernbleiben; bei Rest-
erscheinungen länger, so daß BU und EU vorliegen kann. Bei
kleineren Hirnläsionen kann die EF wieder eintreten und für
längere Zeit erhalten bleiben. Der gelähmte Hemiplegiker muß
als Hirnverletzter gewertet werden. Es geht nicht an, den Funktionsausfall des gelähmten Gliedes wie etwa bei einem Versehr-
ten mit peripherer Lähmung einzuschätzen, denn in den meisten Fällen bestehen neben den körperlichen auch seelische
Ausfallerscheinungen in mehr oder minder erheblichem Grade.
Sie werden oft übersehen oder als psychogen gedeutet. Demnach ist ein Hemiplegiker als dauernd BU zu beurteilen, wenn
die Lähmungserscheinungen bereits monatelang ohne deutliche
Rückbildung bestehen. In schweren Fällen und solchen, wo
eine erhebliche Demenz dabei besteht, kann auch dauernde EU
bedingt sein.

Arsen (s. Vergiftungen, S. 165)

Arteriosklerose
Die Diagnose Arteriosklerose wird sehr oft zu Unrecht gestellt.
Sie gilt vielfach als „Alterskrankheit" und man liest in Zeug-
nissen immer wieder: „Arteriosklerose dem Alter entsprechend"! Viele Menschen behalten bis ins hohe Alter zarte
Gefäßwände (auch an der Aorta); andererseits tritt das Leiden
nicht selten schon in jüngeren Jahren auf, gelegentlich sogar in
hohem Grade. – Nicht der Befund an den Arterien entscheidet
über die Leistungsfähigkeit des Betroffenen, denn viele Arterio-

sklerotiker sind voll leistungsfähig. Maßgebend ist der durch
Arteriosklerose im jeweiligen Fall verursachte Leistungsausfall.
Bei klinisch nachweisbaren Funktionsstörungen höheren Grades
kann dauernde BU – auch EU – vorliegen, was sich aber nach
den betreffenden örtlichen Funktionsausfällen (Herz, Gehirn,
Nieren usw.) richtet.

„Arteriosklerose" ist ja ein diagnostischer Sammelbegriff aller
Arterienverhärtungen, welcher die ganze Gruppe – Intimaschä-
digungen, Mediaschädigungen –, teils degenerativer, teils athe-
romatöser, teils entzündlicher Art umfaßt. Bei einfacher klinischer Untersuchung läßt sich dies nicht trennen. Die genetischen
Unterschiede sind aber im Einzelfall für die Beurteilung des
Gesamtkrankheitsbildes und seiner Prognose in Betracht zu
ziehen.

Arteriosklerotische Koronarinsuffizienz mit gestörter Herzfunk-
tion bedingt jenseits des 60. Lebensjahres immer dauernde BU
(s. a. Herz, S. 96 f.).

Arteriosklerose der Hirnarterien ist neben dem Bluthochdruck
die häufigste Ursache von Zirkulationsstörungen im Gehirn
und führt zu schlaganfallähnlichen Vorgängen, zu bleibenden
Herdsymptomen oder zum zerebralsklerotischen Abbau der
Persönlichkeit.

Ist dieser psychische Abbau so weit fortgeschritten, daß nicht
nur leichte Merk- und Konzentrationsschwäche, sondern sehr
starke Verlangsamung aller Reaktionen, Assoziationen usw.
besteht, so daß bereits eine gewisse Demenz resultiert, dann
sind nur noch primitive leichte Arbeiten möglich, und BU liegt
vor; in fortgeschrittenen Fällen ist auch EU bedingt.

Bei Arteriosklerose in mittlerem Lebensalter (40 und weniger)
ist gelegentlich Lues die Grundursache (WaR in solchen Fällen
im Blut positiv, im Liquor negativ!). Wenn zwar auch die
arteriosklerotischen Störungen auf luischer Basis meist chronisch
fortschreitend verlaufen, so sollte doch zunächst zeitliche BU
angenommen und eine Heilbehandlung versucht werden.

Arthritis und Arthrosis chronica   (s. a. Polyarthritis rheumatica,
S. 151 f.)

Arthritis ist die chronisch gewordene exsudative Gelenkent-
zündung.

Arthrosis (auch Osteoarthrosis oder Osteopathia deformans) ist ein Gelenkleiden, das auf degenerativen athrophierenden und proliferierenden Prozessen beruht.

Die subjektiven Beschwerden gehen durchaus nicht mit den röntgenologischen und sonstigen objektiven Befunden parallel. Heftige Beschwerden können schon vorhanden sein, ehe Verbildungen an den betroffenen Gelenken nachweisbar sind; andererseits gibt es Kranke mit röntgenologisch fortgeschrittener Arthrosis deformans ohne nennenswerte Beschwerden. Hält sich die Krankheit in Grenzen, so ist keine BU anzunehmen; zu berücksichtigen ist aber die evtl. Funktionseinschränkung arthrotisch veränderter Gelenke. Nicht die Reibegeräusche oder die röntgenologischen Zacken oder Gelenkflächenveränderungen verursachen eine BU, sondern eine evtl. Teilkontraktur, Ergüsse, entzündliche Reizerscheinungen usw.! Entscheidend ist die Einschränkung der Geh- und Stehfähigkeit, wenn der Betreffende nur auf Arbeiten im Stehen und Gehen verwiesen werden kann, oder Einschränkung der Armbeweglichkeit bei Personen, die nur auf manuelle Arbeit verweisbar sind, usw.

Arthritis urica (s. Gicht, S. 91)

Arthrosis chronica bzw. Arthrosis deformans (s. S. 60 f.).

Asthenie, konstitutionelle

Der angeborene langschmale asthenische Körperbau im Rahmen des leptosomen Körperbautypes ist eine konstitutionelle Eigenart und an sich keine krankhafte Veränderung! Solche Astheniker werden auch immer ein relatives „Untergewicht" aufweisen, ohne daß ihr Ernährungszustand reduziert ist. Dem ausgeprägten Astheniker sind von vornherein Grenzen der Leistungsfähigkeit für körperlich schwere Arbeiten gesetzt, er kann aber sonst voll leistungsfähig sein. Allerdings gibt es gerade bei der konstitutionellen Asthenie Dispositionen zu bestimmten Erkrankungen (besonders zur Vagotonie und Hypotonie, zum Ulkus duodeni usw.), was bei der Frage nach etwaiger Leistungsminderung zu berücksichtigen ist.

Asthma bronchiale (s. a. Atmungsorgane, S. 62 ff.)

Bei schwerem Krankheitszustand mit Störungen an Herz und Kreislauf, mit erheblicher Beeinträchtigung des Dehnungsvermögens der Lungen, sehr häufigen Anfällen bis zum Status asthmaticus liegt dauernde BU vor. Es muß aber in jedem Falle daran gedacht werden, daß „Asthma bronchiale" ätiologisch keine Krankheitseinheit ist, sondern ein Begriff, der alle pathogenetischen Theorien zusammenfaßt und dementsprechend im Einzelfalle zu begutachten ist.

Der Gebrauch des Wortes Bronchialasthma ist sehr verschieden. Viele Schulen wollen die Bezeichnung „Asthma bronchiale" für den echten allergischen anfallsweise auftretenden Bronchialspasmus mit Eosinophilie usw. reserviert wissen. Das empfiehlt sich auch für die Begutachtung. Die Übergangsformen zum Lungenemphysem mit „asthmoider Bronchitis" und zur kardialen Dyspnoe bis zum „Asthma cardiale" sollten als solche genau bezeichnet werden, damit differentialdiagnostische Unklarheiten vermieden werden. Beim echten allergischen Bronchialasthma ist nach Möglichkeit die allergische Noxe zu klären. Bei bestimmten Allergien (Mehlstaub, bestimmte chem. Gase, Tierhaare in der Pelzindustrie, Kontaktallergie durch differente Stoffe verschiedener Art usw.) ist dauernde BU oft durch Beschaffung anderen Arbeitsplatzes, Umschulung usw. zu vermeiden, so daß zunächst nur BU auf Zeit anzunehmen ist.

Im übrigen ist für die Beurteilung des Asthmatikers maßgebend, wie schwer die Anfälle sind, wie oft sie auftreten, wie stark die respiratorische Funktion eingeschränkt, wie der Leistungszustand des Herzens und Kreislaufs ist. Gerade bei dem sehr schwankenden Zustandsbild bei Bronchialasthma ist der Zustand am zufälligen Untersuchungstage oft nicht allein maßgebend. Hier ist also meist spirometrische oder ergospirometrische Untersuchung notwendig.

Atmungsorgane (s. a. Asthma, S. 61 f.; Bronchitis, S. 73; Bronchiektasen, S. 72 f.; Lungenemphysem, S. 124 f.)

Für die Beurteilung chronischer Erkrankungen und Veränderungen der Atmungsorgane kann man als ungefähren Anhalt folgende Einteilung vornehmen:

1. Noch keine BU (außer bei besonders gelagerten außerordentlichen Berufsbedingungen) liegt im Allgemeinen vor bei chronischen Erkrankungen der Atmungswege mit geringer Beeinträchtigung der körperlichen Leistungsfähigkeit, z. B. Brustfellschwarten, inaktive Lungen-Tbc., mäßiges Lungen-

emphysem mit nur zeitweiser Bronchitisneigung und ohne deutliche Atmungsinsuffizienz sowie ohne erkennbare Herzinsuffizienz (s. S. 100 ff.), Asthma bronchiale mit selteneren Anfällen.

2. BU kann bedingt werden durch chronische Erkrankungen der Atmungsorgane mit stärkerer Beeinträchtigung der Leistungsfähigkeit und mit Schonungsbedürftigkeit, z. B. geschlossene, wenig progrediente bzw. noch nicht sicher „inaktive" Lungen-Tbc., chronische Bronchitis mit dauernder asthmatischer Anfallsbereitschaft, Pneumothorax im 1. und 2. Jahre – Zustand nach Thorakoplastik oder Lobektomie oder Pulmektomie, wenn die respiratorische Funktion stärker eingeschränkt ist, stärkeres Lungenemphysem mit chronischer Bronchitis und stärkerer Einschränkung der Atembreite oder mit bereits erkennbarer Rechtsinsuffizienz des Herzens (Cor pulmonale), Bronchiektasen mit ständiger eitriger Bronchitis und häufigen Fieberschüben, Asthma bronchiale mit häufigen Anfällen und Neigung zu Status asthmaticus von längerer Dauer.

3. EU liegt meist bei schweren und fortschreitenden Erkrankungen folgender Art vor: offene und progrediente Lungen-Tbc., hochgradiges Lungenemphysem mit Rechtsinsuffizienz des Herzens mit Dekompensationserscheinungen, ständiger Ruhedyspnoe, Zyanose; in gleicher Weise schweres Bronchialasthma mit kardialer Dekompensation, langem und häufigem und bedrohlichem Status asthmaticus.

Für die Beurteilung der Atmungsfunktion ist bei einfacher gutachtlicher Untersuchung auf Atemnot in Ruhe oder nach Belastung zu achten, Zahl der Atemzüge, Vitalkapazität, Atemstoß, Art des Hustens (evtl. nach Aufforderung zum Husten) und gegebenenfalls Aussehen des Auswurfs, Zyanose der Lippen usw. Meist ist Röntgenuntersuchung der Brustorgane erforderlich, auch EKG. – Das erste Insuffizienzzeichen eines rechtsüberlasteten Herzens ist oft die leicht vergrößerte Leber mit positivem Kältealdehyd im Urin. Eine sorgfältige Leberpalpation gehört also zur Beurteilung einer kardiopulmonalen Leistungsminderung. In Zweifels- und Grenzfällen wird klinische Untersuchung mit ergospirometrischer Prüfung der respiratorischen Leistung notwendig sein. Auf die Untersuchung der oberen Luftwege sei auch hingewiesen, denn oft wird ein Asthma durch behinderte Nasenatmung unterhalten bzw. eine

chronische Bronchitis durch chronisch entzündliche Prozesse im
Nasen-Rachen-Raum bzw. den Nasennebenhöhlen!

Augenkrankheiten

Blindheit begründet in den meisten Fällen BU, aber nicht immer EU. Im Einzelfalle ist zu prüfen, ob der Blinde durch besondere Fähigkeiten (nach Unterricht in Blindenschule) imstande ist, durch für ihn geeignete Arbeiten die gesetzliche
Lohnhälfte zu erwerben (GE 594 AN 1897, 406).
*Hierzu Auszug aus dem Urteil des OVA Hannover vom 26. 10.
1952:* Die Unfähigkeit, einzelne Tätigkeiten eines Berufs ausüben zu können, begründet BU nicht, wenn es in der gleichen
Berufsgruppe noch eine hinreichende Anzahl anderer Beschäftigungen gibt, die weiterhin verrichtet werden können. Als
Büroangestellter ist der Kläger aber zumindest in der Lage, Dik-
tate aufzunehmen und ansetzen zu können, und ist daher in
diesem Beruf oder in einer vergleichbaren Tätigkeit wenigstens zu 50% arbeitsfähig und berufsfähig! S. a. Blindheit
S. 25.
Für die Beurteilung ist es auch wichtig, ob es sich um eine seit
langem bestehende Blindheit (etwa angeboren oder in früher
Jugend erworben) handelt, oder um eine erst eingetretene Er-
blindung, die zum Rentenantrage führte. Die letztere ist wesentlich schwerwiegender und bedingt meist neben dauernder
BU auch zeitliche EU, bis der Erblindete sich soweit angepaßt
hat, daß er Blindentätigkeiten ausüben kann.
Für die Beurteilung von Augenkrankheiten der verschiedensten
Art ist die Funktionseinschränkung, d. h. die Minderung der
Sehfähigkeit entscheidend, sofern nicht die Art der Erkrankung
besondere Einschränkung (Vermeiden von körperlicher Anstrengung, Bücken, Heben usw., z. B. bei drohender Netzhaut-
ablösung, fortgeschrittenem Glaukom) erfordert.
Die einzelnen Augenkrankheiten hier zu besprechen, erübrigt
sich, da die besondere Beurteilung dieser Veränderungen ohnehin augenärztlicher Prüfung bedarf. Für die Einschätzung der
Sehminderung geben die Tabellen der Deutschen ophthalmolo-
gischen Gesellschaft den ungefähren Anhalt.
Gerade bei den Augenleiden und der Einschränkung der Sehfähigkeit ist zu beachten, daß in vielen Fällen (entgegen anders-
lautenden Angaben) die Sehminderung in gleicher Form schon

64

vor Versicherungsbeginn bestanden hat und früher Erwerbsarbeit gestattete, für Berentung also dann nicht berücksichtigt werden kann.

Bandscheibenschaden

Bei klinisch gesichertem Bandscheibenschaden, z. B. als Ursache von chronischen Lumbosakralneuralgien und Ischias, kann BU vorliegen, die zunächst nur als vorübergehende anzusehen ist. HV in Form von Bäderkuren allein ist zunächst meist zwecklos; erfolgversprechend ist fachärztliche (orthopädische) Behandlung (Streckbehandlung, Überbrückungsmieder usw.), an die sich eine Kur im Moor- oder Schwefelbad oder Thermalbad anschließen kann, möglichst mit Bewegungstherapie, Heilgymnastik, Massagen, Unterwassermassagen usw. Hierdurch wird meist die AF wiederhergestellt. Der Röntgenbefund allein kann nicht entscheidend sein. Wichtig ist in erster Linie die Einschränkung durch echte neurologische Ausfallserscheinungen segmentärer oder peripherer Art.
Bandscheibenschäden im Bereiche der Halswirbelsäule haben das *zervikale Syndrom* zur Folge:
Spondylotische, spondylarthrotische und osteochondrotische Veränderungen der Halswirbelsäule können radikuläre Nervenirritationen hervorrufen, die als „zervikales Syndrom" bezeichnet werden (Schulterschmerzen, Brachialneuralgien, Nacken- und Hinterkopfschmerzen). Auch die Periarthritis humeroscapularis und die Epicondylitis werden als Auswirkungen des zervikalen Syndroms aufgefaßt. Dauernde BU oder gar EU ist durch dieses Syndrom allein kaum gegeben, öfter aber zeitliche BU bei schwereren Formen. Entscheidend ist auch beim Zervikalsyndrom nicht das Röntgenbild, sondern die Frage, ob Teilkontrakturen (z. B. der Schultergelenke) bestehen, ob schwere Nervenwurzelreizerscheinungen vorhanden sind und anhalten, – sehr häufige Zustände von „migraine cervicale" (s. a. Zervikalmigräne, S. 133 f.). Aus großer Erfahrung heraus muß vor Überschätzung der durch „Bandscheiben"-Leiden verursachten MdE gewarnt werden. Die psychogene Überlagerung und Fixierung spielt gerade hier oft eine große Rolle.
Beim akuten *Bandscheibenvorfall* (Nucleus pulposus-Hernie) liegt jedoch meist ein schweres Krankheitsbild vor, das AUF bedingt und dadurch zeitliche BU verursachen kann, in schwe-

ren Fällen (die dann evtl. lange stationäre Behandlung erfordern) auch zeitliche EU. – Wenn hier konservative Behandlung, auch mit Streckungen, Durchhang, Gipskorsett usw., keinen Erfolg zeitigt, ist operative Beseitigung des Bandscheibenvorfalles angezeigt.

Basedow'sche Krankheit (s. a. Schilddrüsenerkrankungen, S. 156 ff.) Wenn die Diagnose der echten Basedow'schen Krankheit (Thyreotoxikose) wirklich gesichert ist, so kann auch bei wenig fortgeschrittenen Fällen, selbst wenn das Herz noch ausreichend arbeitet, dem Kranken die Verrichtung irgendwelcher anstrengender Arbeit nicht zugemutet werden. Ob BU vorliegt, richtet sich nach dem Allgemeinzustand und dem Verhalten des Herzens. EU wäre nur bei den Endzuständen der Basedow'schen Krankheit gegeben (mit hochgradiger Abmagerung usw.), die es bei der heutigen Behandlung kaum mehr gibt.

Bauchwandbrüche
Der Grad der MdE durch Bauchwandbrüche richtet sich nach der Größe des Bruches und den Beschwerden, nach der Herabsetzung der allgemeinen Leistungsfähigkeit, die durch den Bruch verursacht werden.
Leistenbrüche, die durch ein Bruchband dauernd gut zurückgehalten werden können, werden einseitig mit 10 % doppelseitig mit 15 % bewertet. Nur, wenn die Brüche so groß sind, daß sie durch kein Bruchband zurückgehalten werden können oder so erhebliche Beschwerden machen, daß der Betroffene zu keiner schweren Arbeit tauglich ist, sind je nach Lage des Falles höhere Sätze angemessen. Das gleiche gilt für *Nabel-* und *Bauchwandbrüche* (auch *Narbenbrüche*). Brüche, die sich mit Bruchbändern, Miedern usw. nicht genügend zurückhalten lassen, können für bestimmte Berufstätigkeiten, die schweres Heben erfordern, BU bedingen. Einklemmungserscheinungen und peritoneale Reizerscheinungen bedingen jeweils AUF.
Diese Zustände sind im allgemeinen operativ zu beseitigen. Der Bruchträger muß bereit sein, sich operieren zu lassen, da eine solche Operation in den meisten Fällen ein zumutbarer Eingriff ist. Dann ist die bestehende MdE, bzw. BU als vorübergehend, zeitlich begrenzt, anzusehen und Maßnahmen nach § 1236/37 ArVNG und §§ 13, 14 AnVNG sind einzuleiten.

Bazillenträger und Dauerausscheider

Praktisch wichtig ist die Entscheidung mehrerer früherer Oberversicherungsämter, daß Bazillenträger (Typhus, Diphtherie), falls sie nach ihren sonstigen körperlichen und geistigen Fähigkeiten zur Erwerbung der gesetzlichen Lohnhälfte noch imstande sind, im allgemeinen eine Rente nicht erhalten, sofern sie nach Lage der Verhältnisse für solche Lohnarbeit sich eignen, bei der sie andere Personen nicht gefährden. Ist dies nicht durchführbar, so ist Berentung (BU) nicht zu umgehen. Ungeeignet sind Bazillenträger stets für die Nahrungsmittelbranche.

Die ReKE vom 29. 11. 1909 hatte die Bazillenträger für fähig erklärt, Lohnarbeiten auf anderen Gebieten als dem des Nahrungsmittelgewerbes ohne Gefährdung anderer Personen auszuüben, bei Beachtung der Vorsichtsmaßregeln. Dagegen erklärte die ReKE vom 3. 12. 1917 (EuM Bd. 9, 289) die Bazillenträger für invalide.

Berücksichtigt werden muß, daß die ihre Typhusbazillen mit dem Urin Ausscheidenden erfahrungsgemäß gefährlicher sind, als die „Darmausscheider".

Diphtheriebazillenträger und Dauerausscheider sind auch für den Lehrberuf (ebenso für Tätigkeiten als Kinderpflegerin, Säuglingsschwester, Kindergärtnerin usw.) berufsunfähig.

Bei allen Bazillenträgern der Typhusgruppe ist aber zu versuchen, mit moderner antibiotischer Therapie und evtl. Beseitigung eines Bakterienherdes (Gallenblase!) im Rahmen von Heilmaßnahmen eine Beseitigung des Leidens anzustreben.

Bechterew's sche Krankheit (Morbus Bechterew-Strümpell-Pièrre Marie)

Wenn die Bechterewsche Erkrankung der Wirbel zu Versteifungen und röntgenologisch nachweisbaren Veränderungen geführt hat, wenn die Gliedmaßen beteiligt sind und die Blutsenkungsgeschwindigkeit dauernd beschleunigt ist, liegt dauernde BU vor. Die Diagnose muß aber durch typisch ausgeprägte Veränderungen röntgenologisch gesichert sein. Sehr fortgeschrittene Stadien können auch dauernde EU bedingen.

Heilmaßnahmen können das Leiden evtl. zeitweilig erträglicher gestalten, haben aber nach (bereits erfolgter) Berentung keine Erfolgsaussicht bezüglich Beseitigung der BU.

Blasenkrankheiten (s. Harnblasenerkrankungen, S. 93 f.)

Blindheit (s. Augenkrankheiten, S. 64 f.)

Blutarmut (s. Blutkrankheiten, S. 70 ff.)

Blutdruck, niederer (Hypotonie)

Blutdruckwerte, die unter den üblichen (für das betreffende Lebensalter geltenden) Durchschnittswerten liegen, werden auch ärztlicherseits oft in ihrer pathognomonischen Bedeutung überschätzt! Niedere Blutdruckwerte findet man bei vielen gesunden, durchaus leistungsfähigen Personen. Hier muß der „niedere Blutdruck" als konstitutionell bedingt angesehen werden. Menschen mit einem Blutdruck von etwa 100 mmHg, im Alter von 120 mmHg haben nach großen Statistiken amerikanischer Lebensversicherungen eine längere Lebenserwartung als solche mit „normalem" oder höherem Blutdruck.

Blutdruckabfall und krankhafte symptomatische Hypotonie ist Begleiterscheinung bei verschiedensten Krankheiten: Morbus Addison, hypophysärer Kachexie, Myxödem, Myodegeneratio cordis u. a. Auch das hypotone Syndrom ist sehr häufig eine Teilerscheinung vegetativer Regulationsstörungen mit übersteigertem Vagotonus – z. T. auch psychogen gesteuert –, im Rahmen psychischer Erschöpfungsreaktion usw.

Als Krankheit kann der niedere Blutdruck an sich nicht angesehen werden. Nur in Verbindung mit dem Grundleiden kann das hypotone Syndrom erwerbsmindernd wirken.

Blutgefäßkrankheiten (s. Endangiitis u. a., S. 82)

Bluthochdruckkrankheiten

Die Bewertung der gefundenen Blutdruckzahlen ist bei den Gutachtern außerordentlich verschieden hinsichtlich der Frage, ob die gefundenen Werte normal sind oder nicht! Einen Anhalt gibt folgende Übersicht (von *Domarus*):

im Alter von 20 bis 30 Jahren 125 mmHg *systolisch*
im Alter von 30 bis 40 Jahren 130 mmHg
im Alter von 40 bis 50 Jahren 135 mmHg
im Alter von 50 bis 60 Jahren 140 bis 155 mmHg.

Der *diastolische* Blutdruck beträgt normal etwas mehr als die

Hälfte des systolischen. Die Amplitude (Intervall syst/diast) zeigt normal 50 bis 80 mmHg. Sie ist abhängig von dem Schlagvolumen und von der Elastizität und Spannung der Gefäßwände. Beim Übergang vom Liegen zum Stehen sinkt der systolische Blutdruck oft um 5 bis 10 mmHg, oder er steigt gering an, während der diastolische ansteigt. Stärkeres Sinken des Blutdrucks beim Stehen ist pathologisch.

Für die Bewertung der Blutdruckhöhe ist auch der mittlere Blutdruckwert wichtig. Ein Blutdruck von 170/110 mmHg hat einen Mittelwert von 140 und ist höher zu bewerten als einer von 180/90 mmHg mit dem Mittelwert von 135 – exakte Messung des systolischen und diastolischen Drucks vorausgesetzt!

Zwei grundverschiedene *Verlaufsarten* von Bluthochdruckkrankheiten sind zu beachten:

1. der „rote Hochdruck" = sogenannte essentielle Hypertonie,
2. der „blasse Hochdruck" = maligne Sklerose.

Der *rote* Hochdruck tritt meist im Alter von 50 bis 60 Jahren auf mit einer Höhe von 170 bis 200 mmHg. Bei ihm ist die Peripherie gut durchblutet (daher „rot"). Es kommt deshalb weder in der Netzhaut zu Retinitis noch in den Nieren zu glomerulären Insuffizienzen. Entscheidend für die Höhe der MdE bzw. die BU ist die Leistungsfähigkeit des Herzens und der Allgemeinzustand. Für die Beurteilung einer durch essentiellen Hochdruck verursachten Leistungseinbuße ist auch wichtig, ob es sich nur um intermittierenden Hochdruck handelt (der mit normalen Blutdruckwerten abwechseln kann), oder um permanenten Hochdruck. – Während der intermittierende oder labile Hochdruck meist nicht von organischen Herzschäden begleitet ist, und keine wesentliche Beeinträchtigung der EF zu bedeuten pflegt, ist beim fixierten Hochdruck die Höhe des Blutdrucks maßgeblich sowie die Komplikationen. Wenn Hypertonien über etwa 200 mmHg schon von EKG-Veränderungen und stärkeren subjektiven Beschwerden begleitet sind, kommt für die betroffenen Personen keine stärkere körperliche Belastung, vieles Bücken, schweres Heben usw. mehr in Frage, auch keine Arbeit auf Gerüsten, an Maschinen usw. und keine Arbeiten als Führer von Kraftfahrzeugen usw. Liegen schon deutliche Umbauveränderungen des Herzens, manifeste Herzinsuffizienz, ausgeprägtes Angina-pectoris-Syndrom usw. vor, dann sind diese kardialen Veränderungen entscheidend und können hochgradige Leistungseinbuße bedingen.

Der „blasse Hochdruck" ist die Folge einer – zunächst funktionellen – Verengerung von Arterien und Präarteriolen. Daher das blasse Aussehen, das Eintreten von Durchblutungsstörungen der Netzhaut (Retinitis angiospastica) und der Nieren, die insuffizient werden, wenn nicht vorzeitig eine Apoplexie oder andere Erkrankung das Leben beendet. Klinisch tritt der blasse Hochdruck meist im Alter von 40 bis 55 Jahren auf mit Blutdruckwerten von 200 bis 250 und mehr. Der diastolische Blutdruck liegt hierbei wesentlich höher als bei der essentiellen Hypertonie. Ein diastolischer Druckwert über 120 und mehr ist stets verdächtig auf nephrogene Genese.

Der maligne Hochdruck ist in seiner Prognose und in seinem Einfluß auf die restliche Leistungsfähigkeit meist noch wesentlich gravierender zu beurteilen, als der rote Hochdruck, und ist abhängig von den Komplikationen und dem gesamten Krankheitsbild.

Die subjektiven Beschwerden sind von der Höhe des Blutdrucks weitgehend unabhängig und sehr verschieden. Sie sind bei der Abschätzung der MdE neben Alter, Beruf und Lebensweise ebenso zu berücksichtigen, wie das Verhalten von Herz und Kreislauf.

Bei Befund eines Hochdrucks sind stets mehrere Blutdruckmessungen erforderlich (die beim labilen Hochdruck erhebliche Schwankungen aufzeigen können), möglichst auch in verschiedener Körperlage und nach angemessener Belastung.

Bei Frauen mit gesteigertem Blutdruck ist an die Möglichkeit vorübergehender Hypertonie durch die Wechseljahre zu denken.

Ein deutlicher Hochdruck-Befund bei gutachtlicher Untersuchung zwingt jedenfalls zu wiederholten Kontrollen der Blutdruckwerte sowie zur Überprüfung des ganzen Herzkreislaufapparates und des Urinbefundes, möglichst auch zur Klärung der Frage latenter Niereninsuffizienz (Urinkonzentration, Blutharnstoff oder Rest-N usw.).

Blutkrankheiten

Jeder Diagnose einer Blutkrankheit muß ein genauer Blutstatus zugrunde gelegt werden, und es ist anzustreben, hieraus im

Verein mit den sonstigen Befunden die spezielle Diagnose zu
stellen.

1. Therapeutisch schlecht beeinflußbare *Anämien* höheren Grades können BU bedingen, auch die essentielle Perniziosa mit
megalozytärem Blutbild, *wenn* sie sich als schlecht beeinflußbar erwiesen hat. Bei ihr sind Nachuntersuchungen immer
nötig, da spontane Remissionen ebenso wie Verschlimmerungen zum Krankheitsbild gehören. – Bei achlorhydrischen
und posthämorrhagischen Anämien ist ebenso wie bei schweren Eisenmangelanämien die Prognose günstiger und die
ursprüngliche Störung zu behandeln. Der Rentenbewerber
ist also zunächst der entsprechenden Heilbehandlung zuzuführen; etwa notwendige Zuerkennung von BU sollte daher
nur auf Zeit geschehen! Auf Pathologie und Klinik der einzelnen Anämieformen hier einzugehen, verbietet Raum und
Sinn dieses Büchleins! Selbstverständlich sind sekundäre hypochrome Blutungsanämien sowie Infektanämien nur als
Symptom zu werten und die Grundkrankheit (Genitialblutungen, okkulte Blutungen, chronische Entzündungen usw.)
zu behandeln und zu beurteilen.

2. Alle echten *Leukämien* bedingen in fortgeschrittenen Stadien
EU. Die akute lymphatische Leukämie (die meist bei Jugendlichen auftritt) hat eine schlechte Prognose und verläuft vorwiegend letal, die chronische lymphatische Leukämie kann
aber langsam verlaufen und über viele Jahre das Allgemeinbefinden des Kranken und seine AF wenig beeinträchtigen, so
daß man einen solchen Kranken, der noch in der Berufsarbeit
steht, nicht unbedingt vorzeitig aus ihr herausnehmen muß;
meist tritt aber schon bald BU ein. Die akute myeloische
Leukämie verläuft meist schnellprogredient, und hebt die EF
auf. Die chronische myeloische Leukämie zeigt meist langsamen Verlauf, aber auch ihre Prognose ist letztlich ungünstig,
so daß die Einschätzung der Leistungseinbuße „stufenweise"
von den Auswirkungen auf den Allgemeinzustand abhängt.

3. *Lymphogranulomatosen* (Hodgkin) können in sehr verschiedenen Formen und Verlaufsarten auftreten – auch mit Perioden von z. T. jahrelangen Remissionen –, so daß für die
Beurteilung keine Hinweise möglich sind. – Hier können
Röntgentherapie, zytostatische Behandlung, Kortikosteroide
usw. oft einen guten Behandlungseffekt erzielen und manch-

mal eine schon vorhandene höhere Leistungseinbuße auf
längere Zeit wieder beseitigen oder eine EU noch längere
Zeit hinausschieben. Das *Lymphosarkom* und das *Retikulo-
sarkom* sind jedoch weit maligner.

4. Die *Polyzythämie* (Vermehrung der roten Blutkörperchen
und des Farbstoffes, Vermehrung der Gesamtblutmenge, oft
auch Leukozytenvermehrung und Thrombozytose) mit oder
ohne Milztumor ist nach dem Grad des Krankheitsbildes,
bzw. nach den sekundären Komplikationen (Thrombosen,
Blutungsneigung, apoplektische Insulte usw.) zu beurteilen.
Die Prognose ist heute durch die Radiophosphorbehandlung
günstiger geworden.

5. Die *Polyglobulie* stellt nur eine symptomatische Vermehrung
der roten Blutkörperchen dar. Ihre Beurteilung richtet sich
daher nach der Grundkrankheit (Herzinsuffizienz, Lungenemphysem und andere respiratorische Insuffizienzen usw.).

Bronchialasthma (s. Asthma bronchiale, S. 61 f.)

Bronchialkarzinom

Bronchialkarzinome bedingen bei gesicherter Diagnose zunächst
dauernde BU und EU. – Durch die heute mögliche chirurgische
Behandlung (Lobektomie, Pulmektomie) sind viele Patienten
dauergeheilt worden (bei frühzeitiger Erfassung und Behandlung). Man wird aber auch nach erfolgreicher Operation die
BU noch für die 5-Jahres-Grenze annehmen müssen; *dann*
entscheidet über weiterbestehende MdE die vorhandene
Atmungsfunktion.

Bronchiektasen

Jede lokalisierte chronische Bronchitis erweckt (abgesehen von
der Tbc.) den Verdacht auf Bronchiektasen. Röntgenuntersuchung ist unerläßlich. Die Beurteilung der MdE ist nur nach
jeweiliger Entwicklung des Leidens und seiner Auswirkungen
auf das Allgemeinbefinden möglich. Für die MdE ist es weniger
wichtig, wie stark der röntgenologische Bronchiektasenbefund
ist, als wichtig, ob die Atembreite stark eingeschränkt ist
(s. Emphysem, S. 124 f.), Dyspnoe besteht, wie stark Husten und
Auswurf sind, ob oft Fieber besteht, die Blutsenkung ständig
beschleunigt ist usw.

Der alleinige röntgenologische Befund von Bronchiektasen bedeutet noch keine wesentliche MdE. Wenn aber erhebliche chronische Bronchitis, rezidivierender Eiterauswurf, häufige Temperatursteigerungen und häufige Blutungen bestehen, ist BU – zunächst auf Zeit – vorhanden. Wenn eine nachhaltige Sanierung durch konservative Heilmaßnahmen (Antibiotika, Aerosoltherapie usw., Klimakuren, Heilverfahren usw.) nicht gelingt, kann – besonders im fortgeschrittenen Alter – auch dauernde BU durch die Bronchiektasen bedingt sein. Dann sind noch operative Maßnahmen zu erwägen (Segmentresektion, Lobektomie usw.), die oft BF wiederherstellen, besonders in Berufen, bei denen keine erhöhte körperliche Belastung stattfindet.

Bronchitis chronica (s. a. Bronchiektasen, S. 72 f.; Lungenemphysem, S. 124 f.)

Unkomplizierte chronische Bronchitis ist allein kein Berentungsgrund. Entscheidend für die Annahme höherer Leistungseinbuße sind die Komplikationen (Emphysembildung, Bronchialspastik, Ventilationsinsuffizienz usw.). Bei chronischer Bronchitis ist BU anzunehmen, wenn die Funktionen der Atmung und des Kreislaufs schwere Ausfallerscheinungen aufweisen. Neben Röntgenthoraxuntersuchung wird daher auch EKG, Blutbild usw., möglichst auch die Untersuchung von spirometrischen Daten (zum mindesten Vitalkapazität, Atemstoßtest) und Beobachtungen der Belastungsatmung usw. notwendig. Nachuntersuchungen sind nach dem 55. Lebensjahre meist zwecklos. Oft ist die chronische Bronchitis nur ein *Symptom* anderer Grundkrankheiten (kardial bedingte pulmonale Stauung, Pulmonalsklerose, Pleuraveränderungen, Tumoren, Lungen-Tbc, substantielles Emphysem, chronische Veränderungen der oberen Luftwege, des Kehlkopfes usw.), deren Beurteilung im Vordergrund steht.

Brustfellschwarten

Liegen infolge von Brustfellschwarten Formveränderungen des Brustkorbes oder starke Verziehungen der Brustorgane vor, oder besteht eine erhebliche Beeinträchtigung der Funktionen von Atmung und Kreislauf, so ist BU zu bejahen, wenn Zeichen der Rechtsinsuffizienz des Herzens, bzw. höhergradige Ventilationsinsuffizienz eingetreten sind.

Brustumfang

Der Brustumfang beträgt bei Gesunden mittlerer Körpergröße im Durchschnitt etwas mehr als die Hälfte der Körpergröße, die Atmungsbreite mindestens 5 cm. Zu bemerken ist hierzu, daß die Brustumfangzahlen wohl einen Anhaltspunkt für die Beurteilung der Atembreite geben, keinesfalls aber ein Kriterium für die Diagnose des Lungenemphysems sind.

Wichtig ist aber der Brustumfang (der deshalb in keinem Gutachten fehlen sollte!) zur Beurteilung der Körperkonstitution bzw. des Größe-Gewichts-Verhältnisses!

Bulbärparalyse (s. Paralysis, S. 149 f.)

Carcinoma (s. Krebs, S. 119 f.)

Cerebralsklerose (s. Arteriosklerose, S. 59 f.)

Cervikales Syndrom (s. Bandscheibenschaden, S. 65 f.)

Cervikalmigräne (s. Bandscheibenschaden, S. 65 f.; Migräne, S. 133 f.)

Cholezystopathie, Cholezystitis, Cholelithiasis (s. Gallenleiden, S. 87 f.)

Chorea Huntington

Das dominant vererbliche Leiden tritt im 3. bis 4. Lebensjahrzehnt in Erscheinung mit choreatischen Bewegungen. Es ist von psychischen Störungen – Intelligenzdefekten – begleitet und führt zur Demenz. BU liegt bei gesicherter Diagnose vor, in fortgeschrittenen Stadien ist EF nicht mehr möglich.

Claudicatio intermittens (s. Hinken, intermittierendes, S. 106 f.)

Colitis, Colitis mucosa, Colitis ulcerosa (s. Darmkrankheiten, S. 75 ff.)

Commotio cerebri (s. Gehirnerschütterung, S. 88)

Coronarsklerose (s. Koronarsklerose, S. 117 f.; Herz, S. 96 f.)

Coxitis (s. Arthritis, S. 60 f.; Luxationen, S. 128)

Cushing-Syndrom

Stammfettsucht und Blutdruckerhöhung usw., ähnlich wie im
Bilde der Cushing'schen Krankheit. Es entwickelt sich bei Ne-
bennierenrindentumoren, aber auch bei sonstigen Überfunktio-
nen des Hypophysenvorderlappens und bei gesteigerter Pro-
duktion von Nebennierenrindenhormonen sowie anderen Störungen der hormonalen Koppelung. Vorübergehende funktionelle Störungen im Sinne eines Cushing-Syndromes kennen
wir auch bei längerer Darreichung und hoher Dosierung von
Kortikosteroiden (Cortisonpräparaten). Die gutachtliche Beurteilung des Cushing-Syndroms richtet sich daher nach Art und
Genese der hormonalen Störung (ob funktionell-reversibel,
oder auf Tumoren beruhend usw.) und nach dem Ausmaß
der Symptome und den Auswirkungen (auf Allgemeinzustand,
Kreislauf usw.).

Cushing'sche Krankheit

Das Erscheinungsbild der Cushing'schen Krankheit beruht auf
einem (basophilen) Adenom des Hypophysenvorderlappens: mit
Skelettentkalkung, Erhöhung des Blutkalziums, Stammfettsucht,
Blutdruckerhöhung usw. Der Verlauf zieht sich über Jahre hin.
BU liegt bei fortgeschrittenem Stadium vor, in den Endstadien
auch EU, jedoch sind auch lange Remissionen möglich!

Cystitis (s. Harnblasenerkrankungen, S. 93 f.)

Darmfisteln (s. After, widernatürlicher, S. 53)

Darmkrankheiten

Die *akute Enteritis* kann AUF im Sinne der KV bedingen,
ist aber nicht Gegenstand der Rentenversicherung. Die *chronische Enteritis* stellt eine nicht einheitliche Gruppe von Störungen des Verdauungskanals dar, wobei die chronischen
Dünndarmreizzustände verschiedenste Ursachen haben können (mangelhafte Sekretion von Fermenten des Magens, der
Dünndarmschleimhaut, des Pankreas usw.; pathogene Erreger-
besiedlung, Avitaminosen, Fehlernährung usw.) und demge-

mäß das Erscheinungsbild vielseitig sein kann. Entscheidend
ist die Röntgenuntersuchung neben Untersuchung der Fermente
usw. Für die Begutachtung maßgebend ist aber der körperliche
Allgemeinzustand. BU kann (zunächst nur auf Zeit, da diese
Zustände durch Behandlung fast stets weitgehend besserungs-
fähig sind) dann bedingt sein, wenn es zu stärkerer Körperreduktion, Turgorverlust der Gewebe, sekundärer Anämie, Se-
kundarschäden seitens Pankreas, Nebennieren, Gallenwege usw.
gekommen ist. – Die *chronische Kolitis* kann in ihrer einfachen
Form Begleiterscheinungen einfacher chronischer Enteritis (bis
zur allgemeinen Gastroenterokolitis) darstellen und spielt in
der Rentenbegutachtung nur dann eine Rolle, wenn der Allgemeinzustand stark beeinträchtigt ist (s. o.). Besondere Beachtung erfordern aber die Sonderformen der *Colitis mucosa* (oder
„Colica mucosa") und der *Colitis ulcerosa*. Die Colitis ulcerosa
stellt ein eigenes Krankheitsbild dar, dessen Ursache noch nicht
geklärt, wohl auch nicht einheitlich ist. Hierbei gibt es Übergänge von leichteren Zuständen, die AUF oder nur zeitlich begrenzte BU bedingen können, bis zu schweren und chronischen
Zuständen mit unsicherer Prognose, die dauernde BU und in
schweren Verlaufsformen auch EU zuerkennen lassen. Die Beurteilung muß sich nach dem Allgemeinzustand und den evtl.
Komplikationen (Darmblutungen, Stenosen, Perforationen, Ab-
szeßbildungen usw.) und Sekundärwirkungen (septische Erscheinungen, toxische Rheumatoide, Avitaminosen, Leberschäden, Eiweißmangelzustände, Anämien usw.) richten. Röntgenuntersuchung des Dickdarms und Rektoskopie sind hier diagnostisch entscheidend, daneben Blutstatus, Blutchemie usw.
Zu beachten ist aber, daß schwerere Bilder von Colitis ulcerosa
durch energische stationäre Behandlung auch konservativ noch
geheilt oder mindestens erheblich gebessert werden können,
was im Rahmen von Heilmaßnahmen stets (vor allzu eiliger
Anlage eines Anus praeternaturalis usw.) versucht werden
sollte.
Die *Colitis mucosa* ist eine funktionelle Erkrankung des Dick-
darmes mit Sekretionsanomalien, wobei anlagemäßige wie erworbene Faktoren eine Rolle spielen, auch psychische Einflüsse.
Wesentliche sekundäre Komplikationen stellen sich neben dieser Erkrankung kaum ein, und sie ist durch geeignete Behandlung gut zu beeinflussen. BU kann bei dieser Erkrankung

höchstens durch sehr starke Gewichtsreduktion, „Austrocknung" oder dergl. bedingt sein. *Darm-Divertikel* werden meist als röntgenologische Nebenbefunde entdeckt; ein wesentlicher Krankheitswert ist ihnen erst dann zuzumessen, wenn sie groß sind und Stauung und Entzündung im Divertikelsack (Divertikulitis) zeigen, die zu entzündlichen Komplikationen führen kann.

Debilität (s. Schwachsinn, S. 158 f.)

Depressionen

Die echten endogenen Depressionen, sei es nur in der depressiven Form oder im Rahmen des manisch-depressiven Formenkreises sind als echte Geisteskrankheiten (s. dort) zu beurteilen. Hier steht das tiefe Traurigkeitsgefühl mit Vitalstörungen, Antriebslosigkeit usw. bis zur Störung somatischer Funktionen im Vordergrund. Solche endogene Depressionen bedingen meist BU, zumindest auf Zeit, oft aber auch dauernde BU, ebenso können schwere endogene Depressionen auch EU verursachen, zumal wenn lange stationäre Behandlung erforderlich ist. Kontrollen sollten aber bei Berentung von Depressionen immer erfolgen, da alle Depressionen nach Monaten oder Jahren abklingen können. – Abzugrenzen hiervon sind die Involutionsdepressionen, klimakterische Depressionen usw., die oft nur vorübergehende Krankheitsbilder darstellen; weiter die reaktiven Depressionen, die nur als eine abnorme Reaktion angesehen werden können und ihrerseits noch keine BU verursachen.

Dermatitis (s. Hauterkrankungen, S. 95 f.)

Diabetes insipidus

Die Ursache des Diabetes insipidus (zuckerlose Harnruhr) liegt in einer Erkrankung der Hypophyse. Bei fehlenden anatomischen Veränderungen der Nieren vermögen diese Natriumkarbonat und vor allem die Chloride nur mit sehr großen Wassermengen auszuscheiden. Die MdE richtet sich nach dem Allgemeinzustand und etwaigen Komplikationen. Bei manchen Kranken ist die EF nach Einstellung auf chlorärmste Diät kaum beeinträchtigt.

Diabetes mellitus (Zuckerharnruhr)

Jeder Diabetiker, auch der zunächst leicht Kranke, ist in seiner EF beschränkt, denn schwere körperliche Arbeit erfordert einen hohen Kalorieneinsatz, den der Zuckerkranke auf die Dauer nicht leisten kann. Die Erhaltung der AF hängt davon ab, daß der Kranke dauernd im Zuckergleichgewicht bleibt. Das aber erfordert ständige Einhaltung der seinem Diabetes angemessenen Diät, daneben auch oft regelmäßige Insulingaben, oder Einstellung auf die peroralen Antidiabetika in Tablettenform, deren Einnahme eine Berufstätigkeit nicht stört. Solange ein Ausgleich durch diese Maßnahmen möglich ist, liegt BU nicht vor, da dem Betroffenen nicht nur leichte, sondern auch viele mittelschwere Arbeiten zugemutet werden können, ohne seinen Gesundheitszustand zu verschlimmern, ja sie sind ihm meist nützlich! Wenn neben der festgesetzten – und innegehaltenen – Kost täglich 100 und mehr Einheiten Insulin nötig sind, um Zuckerfreiheit des Urins zu erreichen, oder wird diese überhaupt nicht erreicht, oder ist die Blutzukkerbilanz so labil, daß immer wieder hypoglykämische und dann auch wieder präkomatöse Zustände eintreten, dann liegt BU oder auch EU (bei schweren Komplikationen) vor. Geringe Azetonurie, die durch Diätfehler hervorgerufen wurde, ist meist bedeutungslos. Azetessigsäure im Urin (positiver Ausschlag der Gerhard'schen Reaktion) weist auf Fortschreiten des Prozesses der Stoffwechselstörung hin und auf Komagefahr, ist also ernster zu beurteilen!

Einfache ambulante Untersuchung von Zuckerausscheidern und Diabetikern genügt für die Begutachtung nur in klaren Fällen. Zumeist ist klinische Beobachtung nötig, ehe über die BU oder EU entschieden werden kann. Für etwaige BU-Zuerkennung ist bei schweren Fällen entscheidend, ob angepaßte regelmäßige Mahlzeiten eingenommen werden können, ob hypoglykämische oder präkomatöse Zustände bestehen oder drohen, welche Arbeiten an gefährdenden Maschinen, auf Gerüsten usw. verbieten. Die sekundären Störungen beim Diabetes (Augenveränderungen, Nephropathie, Hautkrankheiten, Neuritis, Gefäßstörungen usw.) sind nach ihren organischen Auswirkungen zu beurteilen; das gleiche gilt auch für erschwerendes Zusammentreffen von Diabetes mellitus mit anderen Krankheiten (z. B. Tuberkulose usw.).

Drüsen mit innerer Sekretion (s. a. Insuffizienz, pluriglanduläre, S. 113)

Für die Begutachtung hinsichtlich der BU kommen die Störungen der Hypophyse, der Schilddrüse, Epithelkörperchen, Pankreas, Nebennieren und Geschlechtsdrüsen in Betracht. Grobe, durch Versagen dieser Drüsen hervorgerufene Ausfallerscheinungen können dauernde BU bedingen. S. a. Akromegalie (S. 54), Basedow'sche Krankheit (S. 66), Tetanie (S. 163 f.), Diabetes (S. 77 f.), Addison'sche Krankheit (S. 52), Fettsucht (S. 52 f.).

Dysbasia intermittens (s. Hinken, intermittierendes, S. 106 f.)

Dystonie, vegetative

Hiermit werden die funktionellen Entgleisungen des *vegetativen* Nervensystems (keineswegs aber neurasthenisch-psychasthenische Fehleinstellungen, wie man es fälschlich oft im ärztlichen Sprachgebrauch erlebt!) bezeichnet, die sich entsprechend an den Organen äußern und sich mehr subjektiv als objektiv bemerkbar machen. Zugrunde liegt eine gewisse konstitutionelle Labilität des vegetativen Nervensystems (vegetative Stigmatisation), bei der auslösend oder verschlimmernd exogene oder endogene Reize wirken können (z. B. hormonale Einflüsse wie Hyperthyreose, Klimakterium, Pubertät usw.). Aber auch organische Erkrankungen, wie besonders Infekte sowie auch psychische Traumen oder Konflikte, Zivilisationsschäden, Genußgifte usw. können zugrunde liegen. Eine Zeit lang versuchte man streng zwischen den Irritationen des Sympathikus und des Vagus (zwischen Sympathikotonie und Vagotonie) zu unterscheiden. Diese Trennung ist aber nicht aufrecht zu halten, da sich die Beteiligung der Sympathikus- und Parasympathikusinnervation oft vermischt. Meist allerdings überwiegt entweder der Vagus (Bradykardie, Hypotonie, kalte Schweiße, Spasmen im Magen-Darm-Bereich) oder der Sympathikus (Hypertonie, Tachykardie, Schwindel, Hitzewallungen). Ist in erster Linie die vegetative Regulation des *Kreislaufsystems* gestört, spricht man von der *„neurozirkulatorischen"* Dystonie *(Hochrein)*: periphere Zirkulationsstörungen vom einfachen „Pelzigwerden" der Finger zur „Brachialgia paraesthetica" (der allerdings nach neueren

Erkenntnissen mehr wurzelneuralgische Irritationen zugrunde liegen als vasale. Oft ist dieses Bild durch die vegetativen Reflexe gemischt) bis zur Raynaud'schen Krankheit; weiter Kollapsneigungen, Schwindelzustände, stenokardische Beschwerden, sogenannte „Angina pectoris spuria seu vasomotorica" bis zu echten Koronarspasmen. Auch die „Migräne" gehört hierher!

Die wirbelsäulenbedingten segmentalen Neuralgien sind oft mit sekundären sympathischen Reflexen (auch bezüglich der Gefäßregulation) vergesellschaftet, so daß manche Kliniken schon zusammenfassend vom „Sympathikusreizsyndrom" sprechen. – Der Übergang des Erscheinungsbildes der „migraine cervicale" zur reinen gefäßspastischen Migräne spricht im gleichen Sinne. Die Diagnose der „vegetativen Dystonie" ist heute eine der häufigst – und oft zu Unrecht – gestellten. Es muß hier darauf hingewiesen werden, daß bei vielen Ärzten diese Diagnose ein „nebelhafter Sammeltopf" alles „Nichtorganischen" ist, (H. Hoff), d. h. daß sie auch an Stelle von Neurasthenie, Psychasthenie, hysterischen Reaktionen, Neurosen, ja sogar für Depressionszustände gebraucht wird! Man darf die „vegetative Dystonie" nur als Diagnose für sichtbare Regulationsstörungen im Wirkungsbereich des vegetativen Nervensystems verwenden!

Nur sehr schwere vegetative Störungen können zur BU führen. Eine kritische Strenge in der Beurteilung dieser Störungen ist am Platze, da es sich oft gleichzeitig um „Neuropathen" handelt, bei denen das Krankheitsgefühl vorherrscht. Wichtig für die Diagnose der vegetativen Dystonie ist der Ausschluß ursächlicher Veränderungen, wie gefäßsklerotische Prozesse, Koronarsklerose, organ-neurologische Prozesse usw.

Dystrophia adiposogenitalis

Bei leichten Fällen bleibt die AF erhalten. Bei ausgebildeter Krankheit setzen die körperliche Schwerfälligkeit, die Kraftlosigkeit und rasche Ermüdbarkeit in Verbindung mit den meist vorhandenen seelischen Veränderungen die AF und EF erheblich herab, so daß BU zuweilen anzunehmen ist. Entscheidend ist schließlich der zugrunde liegende Prozeß an der Hypophyse (Karzinom, Teratom, Zysten, Gliom und andere Veränderungen) und ihre besonderen Folgen.

Dystrophie (Ernährungsstörung)

Die Dystrophie als schwere Krankheit, wie wir sie in Kriegs-
und Nachkriegsjahren so oft gesehen haben, als Folge falscher
und ungenügender Ernährung, findet sich nicht mehr. Als letzte
Nachwirkungen kommen noch leichte körperliche und geistige
Ermüdung und Neigung zu Schweißen vor, wie überhaupt das
Bild der vegetativen Dystonie. Diese Folgezustände der – ali-
mentär ausgeglichenen – Dystrophie verursachen keine BU.
Bei Männern über 50 Jahren mit schweren Klagen über Folgen
der Dystrophie ist klinische Untersuchung zur Feststellung
etwaiger Leberschäden erforderlich.

Eingeweidebrüche (s. Bauchwandbrüche, S. 66)

Eingeweidesenkungen (Rektusdiastasen, Hängebauch)

machen zwar vielerlei Beschwerden, sind aber an sich kein
Grund zur Annahme von BU.

Ekzeme (s. Hautkrankheiten, S. 95 f.)

Elephantiasis

Die Erkrankung geht mit ausgedehnten Bindegewebswucherun-
gen einher und ist Folge von wiederholten Entzündungen
(Lymphangiitis, Phlebitis, Erysipel, Ekzemen, syphilitischen Geschwüren usw.). Es geben weniger die Ursachen und Grundkrankheiten als deren Folgen und Funktionsstörungen die Entscheidung bei der Begutachtung. Die MdE ist dann höher, wenn
die Steh- und Gehfähigkeit hochgradig eingeschränkt ist und
der Betroffene womöglich schlechter daran ist, als ein Oberschenkelamputierter mit Prothese.

Emphysem (s. Lungenemphysem, S. 124 f.)

Encephalitis epidemica (v. Enconomo)

Sie bedingt zunächst vorübergehende BU, kann aber Folgezu-
stände hinterlassen, die dauernde BU und EU bedingen. Diese
Zustände bilden sich meist erst allmählich, ja oft erst 10 bis 15
Jahre nach der akuten Erkrankung heraus (Parkinsonismus,
Muskelrigiditäten usw., oft auch Charakterveränderungen mit
Triebentgleisungen!). Dann bedingen sie meist dauernde BU,
in fortgeschrittenen Stadien auch EU.

Endangiitis obliterans (s. a. intermittierendes Hinken, S. 106 f.)
Die Endangiitis obliterans ist nicht eine örtliche, nicht eine nur auf die Arterien beschränkte Krankheit, sondern eine *Gefäß-systemerkrankung*. Sie verläuft in Schüben und kann sich über viele Jahre hinziehen. In fortgeschrittenen Stadien liegt durch die ischämischen Vorgänge und deren Folgen BU vor, in Endstadien mit Komplikationen auch EU. Bei endangiitischen Durchblutungsstörungen und Arterienverschlüssen wird oft klinische Untersuchung erforderlich, um durch Oszillogramm, notfalls durch Arteriographie den Zustand zu objektivieren. Auch Rheographie und fotoelektrische Volumenpulsschreibung usw. sind hierbei wertvolle diagnostische Verfahren, die über örtliche Ausdehnung und Auswirkung des Gefäßprozesses oft schon allein weitgehende Auskünfte geben können.
Die Tastung der Fußpulse darf in keinem Gutachten fehlen, wo der Betreffende auch nur entfernt über Durchblutungsstörungen klagt! Die Lagerungsprobe nach *Ratschow* kann weiteren Aufschluß geben.
Ein Gutachten, in welchem in der Diagnose von arteriellen Durchblutungsstörungen die Rede ist, das in den Befunden aber nichts über Befunde der Fußpulse, Lagerungsprobe u. dgl. erwähnt, ist nicht verwertbar!

Endokarditis (Herzinnenhautentzündung)
Während des akuten Stadiums besteht völlige AUF. Später entscheidet die Art des zurückbleibenden Klappenfehlers und der Zustand der Herzmuskulatur sowie die erreichbare Kompensation über das Schicksal des Betroffenen.
Bei sichergestellter Diagnose der *Endocarditis lenta* liegt BU vor. Trotz der noch immer nicht günstigen Prognose sollte klinisches HV angestrebt werden (mit großer antibiotischer Therapie). Das gleiche gilt für die „Zwischenformen" zwischen der rheumatischen Endokarditis und der Endocarditis lenta, wie der Endocarditis Libmann-Sachs usw.

Endokrine Erkrankungen (s. Drüsen mit innerer Sekretion, S. 79)

Enteritis (s. Darmkrankheiten, S. 75 ff.)

Epilepsie (s. a. Anfälle, S. 57)

Viele Epileptiker haben nur einzelne Anfälle und zeigen im übrigen – auch in psychischer Hinsicht – keine Krankheitszeichen. Viele sind arbeitsfreudig. Grundsätzlich sind sie für Arbeiten mit einem für sie mit Gefahren verbundenen Arbeitsbereich, also z. B. an Maschinen, auf Gerüsten, an Öfen, in chemischen Laboratorien oder an Gewässern, ungeeignet.

EuM Bd. 22, 152: „Der Umstand, daß der Kläger an Epilepsie leidet, mag ihm die Arbeitsbeschaffung erschweren, schließt ihn aber keineswegs dauernd von dem allgemeinen Arbeitsmarkt aus und nimmt ihm auch nicht ohne weiteres die Fähigkeit, eine Reihe von ihm zuzumutenden Arbeiten zu verrichten, die ihm den Erwerb des gesetzlichen Lohndrittels (jetzt Lohnhälfte!) ermöglichen würde.

Entscheidend für die Anerkennung der BU ist,

1. Die Häufigkeit und Schwere der Anfälle und ihre unmittelbaren Nachwehen,

2. das Vorhandensein akuter epileptischer Seelenstörung oder psychischer Veränderungen (Charakter) oder zunehmende Demenz. *Sioli* hat (in LWF Bd. II, 281) folgende Schätzungen der MdE bei Epilepsie angegeben:

   a) bei ganz seltenen, in Abständen von einigen Monaten auftretenden Anfällen ohne wesentliche psychische Erscheinungen 10 bis 20%,

   b) bei seltenen (ungefähr monatlichen) Anfällen bei körperlicher und geistiger Rüstigkeit 20 bis 25%,

   c) bei wöchentlich 1 bis 2 Anfällen und *geringen* psychischen Dauererscheinungen 50 bis 70%.

   d) bei täglichen Anfällen oder häufigeren akuten epileptischen Psychosen oder beträchtlichen chronischen psychischen Veränderungen bis zu 100%.

Die Verwendung der Prozentzahlen ist in der ArV und AnV nicht mehr üblich, zumal sie sinnlos und unzutreffend ist, wenn einzelne Berufssparten in Betracht gezogen werden; obige Zahlen geben aber gewisse Anhaltspunkte zur Beurteilung.

Nachuntersuchungen sind, falls BU anerkannt wurde, nach 2 bis 3 Jahren angezeigt, denn bei vielen Epileptikern gibt es krampffreichere und krampfärmere Jahrfünfte, außer bei den Fällen, die eine irreparable Wesensänderung aufweisen usw.

Ernährungsstörung (s. Dystrophie, S. 81)

Extrasystolen (s. Herztätigkeit, unregelmäßige, S. 105 f.)

Fazialislähmung

Unkomplizierte Fazialislähmung kann z. B. bei einem Glas-
bläser oder einer Schauspielerin völlige BU verursachen, schränkt
aber sonst die Erwerbsfähigkeit nicht ein.

Fettleber (s. Lebererkrankungen, S. 121 ff.)

Fettleibigkeit (s. Adipositas, S. 52 f.; Cushing-Syndrom, S. 75)

Frauenleiden

Lageanomalien (Retroflexio uteri etc.) stellen keine deutliche
Leistungsminderung dar. *Senkungen* (der Scheidewände und
der Gebärmutter) bedeuten keine wesentliche MdE; ein starker
Vorfall der Gebärmutter und Scheide, der nicht zurückgehalten
werden kann (Pessar), bedingt evtl. zeitliche BU bis zu operativer Beseitigung. Bei Operationsunmöglichkeit, schwererer
Harninkontinenz usw. kann dauernde BU vorliegen. Stark
blutende, mit Anämie einhergehende und so das Allgemeinbefinden stark beeinträchtigende *Myome* können zeitliche BU
verursachen, sind aber durch Operation oder Strahlenbehandlung zu beseitigen bzw. die Blutungen zu stoppen; sonst ist
durch ein Myom keine wesentliche MdE bedingt. *Entzündliche
Erkrankungen der weiblichen Genitalorgane* (Adnexitis, Para-
metritis usw.) verursachen im allgemeinen vorübergehende
AUF. Auch chronische entzündliche Prozesse werden nur in
einzelnen Ausnahmefällen zur BU führen, zumal diese einer
neuzeitlichen Behandlung zugänglich sind. *Menstruationsbe-
schwerden, Zyklusstörungen, Blutungen* sind nach den auslösenden Ursachen zu beurteilen. Sind bösartige Tumoren ausgeschlossen, kann sekundäre Anämie usw. AUF bedingen, notfalls auch zeitliche BU. Behandlung und entsprechende Heilverfahren!

Die *bösartigen Tumoren* der Genitalorgane bedürfen in dia-
gnostischer Hinsicht histologischer Bestätigung. Jedes maligne
Geschwulstleiden, welches Metastasen setzen kann, ist zunächst
Grundlage einer Berentung.

Die Prognose der Genitalkarzinome ist heute (durch die Radium- und Röntgenstrahlenbehandlung) insgesamt wesentlich günstiger geworden, so daß es schon Kliniken gibt, die beim Kollumkarzinom 80 % 5-Jahres-Heilungen erzielen. Früher hielt man an der 5-Jahres-Grenze auch für die Berentung fest, ausgehend davon, daß nach fünfjähriger Rezidivfreiheit ein Auftreten von späteren Rückfällen oder Tochtergeschwülsten nicht mehr wahrscheinlich ist. Da aber die meisten Rezidive schon innerhalb der ersten 2 Jahre einzutreten pflegen, und spätere Rezidive relativ selten sind, und da die Art der Prognose bei den Genitalkarzinomen sehr verschieden ist, bzw. von der Ausdehnung des malignen Prozesses und dem Lebensalter der Kranken abhängt, ist eine starre Berentung kaum sinnvoll. Deshalb wurde vom Deutschen Zentralausschuß für Krebsbekämpfung auch 1966 eine Empfehlung zur sozialmedizinischen Beurteilung von Versicherten mit bösartigen Geschwulsterkrankungen ausgearbeitet, welche auf der Einteilung der bösartigen Geschwulstkrankheiten in solche mit „relativ günstiger Prognose" und solcher mit „relativ ungünstiger Prognose" fußt. (Siehe hierzu auch bei Krebs, S. 119 f.). Hierbei fallen die Kollumkarzinome der Gruppe I und II noch in die Gruppe der Geschwülste mit relativ günstiger Prognose, bei dem Korpuskarzinom aber nur die vom Stadium I (bei Kollumkarzinomen Gruppe I zeigen die Statistiken 75 bis 89 % 5-Jahre-Überlebenszeit; bei den Kollumkarzinomen der Gruppe II rund 72 %, bei den Korpuskarzinomen der Gruppe I 87 %). Korpuskarzinome der Gruppe II und Kollumkarzinome der Gruppe III sind dann schon in die Gruppe der Geschwülste mit relativ ungünstiger Prognose zu rechnen, ebenso alle Ovarialkarzinome. – Nach diesen Richtlinien ist bei den bösartigen Geschwülsten mit „relativ günstiger Prognose" die Minderung der Leistungsfähigkeit von vornherein individuell-abgestuft einzuschätzen. Im allgemeinen kann man für das erste Jahr (oft auch schon wegen der sekundären Krankheits- bzw. Therapiefolgen) eine zeitlich begrenzte EU annehmen, für das zweite Jahr eine Leistungseinbuße um die Hälfte, als zeitlich begrenzte BU. Zu berücksichtigen ist natürlich hierbei das Alter der Kranken und ihr Allgemeinzustand und etwaige andere Krankheiten. Hierbei muß besonders betont werden, daß die Genitalkarzinome bei jungen Frauen (unter 30 Jahren) meist eine wesentlich schlechtere Prognose haben,

als bei älteren, was besonders auch für das Mammakarzinom
gilt! – Bei den bösartigen Genitalgeschwülsten mit „relativ
ungünstiger Prognose" ist zunächst eine Berentung auf unbestimmte Zeit angebracht, wobei eine hohe Leistungseinbuße
(gem. EU) anzunehmen ist und Kontrollen nach etwa 2 Jahren
vorzunehmen sind.

Die Frage des Grades der Leistungsminderung (gegenüber der
EU) hängt auch schließlich davon ab, in welchem Zeitraum
(z. B. nach Operation, Strahlenbehandlung usw.) ein Rentenantrag gestellt wurde. Auch beim sehr frühzeitig erkannten
und erfolgreich behandelten Kollum- bzw. Portiokarzinom der
„Gruppe I" kann sogar oft die Einschätzung der Leistungseinbuße noch als wesentlich geringer angesehen und die Beren-
tungszeit noch kürzer angesetzt werden, als es die groben
Richtlinien besagen. Das sog. „Kollumkarzinom in situ", also
das „präklinische Karzinom" bedeutet noch keine echte maligne
Geschwulstmanifestation, so daß es eigentlich nur zeitliche
AUF für die Zeit der Behandlung und Rekonvaleszenz erfordert.

Gallenblasenoperationen, postoperativer Zustand

Oft werden nach Cholezystektomie, die wegen Steinkoliken
oder dgl. erfolgte, über Jahre hindurch Schmerzkoliken im
rechten Oberbauch geklagt. Sie können einmal spastischen Dyskinesien der Gallenwege entsprechen, zum andern aber auch
von chronisch entzündlichen, cholangiitischen Prozessen her-
rühren. Nach neueren Feststellungen sind häufig auch kleine
Reststeine in den übrigen Gallenwegen die Ursache von Nach-
koliken. Sind echte cholangiitische Veränderungen vorhanden
(nachweisbar mikroskopisch, zellulär und bakteriologisch, im
Duodenalsaft), auch mit cholangiitischer Leberschädigung, so
kann zeitliche bis dauernde BU hierdurch bedingt sein. Schon
bei ambulanter gutachtlicher Untersuchung können hierbei die
BKS, (die bei Cholangitis fast stets deutlich beschleunigt ist)
und die Elektrophorese sowie der Blutbilirubinspiegel wertvolle
diagnostische Hinweise geben.

Die Dyskinesien und die allzuoft (als Verlegenheitsdiagnose)
angenommenen „Verwachsungen" betreffen meist vegetativ-
stigmatisierte neuropathische Persönlichkeiten und sind als rein
funktionelle Störung zu werten und kein Grund zur Berentung.

(Die pericholezystitischen Adhäsionen allein bedingen keine
Leistungsminderung. Entscheidend ist, ob bei diesen Entzün-
dungsvorgänge vorhanden sind, oder ob die Funktion der Gallenblase gestört ist.)

Gallenleiden

Die akute Gallenblasenentzündung ist nicht Gegenstand der
Rentenbegutachtung, wohl aber sind es primär chronische und
sekundär chronische Entzündungen der Gallenblase und der
Gallenwege. Eine chronische Gallenblasenentzündung *ohne*
Schädigung der Leber, die ohne stürmische Entzündungen verläuft und sich vorwiegend in funktionellen Störungen (negative
Cholezystographie, Atonie der Gallenblase usw.) äußert, wirkt
wohl erwerbsmindernd, verursacht aber noch keine BU. Sind
aber häufige Fieberanfälle, Gallenstauungen, Leberbeteiligung,
chronische Cholangiolitis, Blutveränderungen und Reduktion
des Allgemeinzustandes dabei, kann zumindest zeitlich begrenzte BU angenommen werden. Klinische Behandlung, evtl.
Operation, ist dann anzustreben.
Gallensteine können (röntgenologisch bestätigt) oft jahrelang
vorhanden sein, ohne wesentliche Beschwerden zu verursachen.
Auch chronische Gallensteinleiden, die seltene Kolikanfälle aufweisen, beeinträchtigen den Allgemeinzustand über Jahre hinweg oft wenig und sind noch kein Anlaß zur Anerkennung
von BU. – Schwere, gehäufte Koliken sind meist von entzündlichen Prozessen begleitet, wodurch der Gesamtorganismus
schwer leiden kann. Dann ist BU gegeben, zunächst auf Zeit,
da durch Operation der Zustand zu bessern ist. Das gleiche gilt
für Gallensteinerkrankungen mit Gallenstauungen, d. h. ikterischen Veränderungen. Schwere Gallengangsverschlüsse können
selbstverständlich auch zeitliche EU erfordern. Maligne Tumoren der Gallenblase oder der Gallenwege sind natürlich Grund
zu dauernder BU und EU.
Die *Dyskinesien* der Gallenblase mit gestörtem Wechselspiel
zwischen Austreibungs- und Retentionsfunktion lassen röntgenologisch, bakteriologisch und hämatologisch noch keine
pathologischen Befunde erkennen, können aber bereits subjektiv stärkere Beschwerden verursachen, und sie können durch
Abflußhemmung bakterielle Entzündung entstehen lassen, bzw.
begünstigen, weiter auch Konkremenbildung. Die noch reinen

Dyskinesien stellen aber allein keinen Grund zur Berentung
dar.

Gastritis (s. Magenleiden, S. 129 f.)

Gehirnerschütterung (Commotio cerebri)
Da der Begriff der Commotio cerebri im ärztlichen Sprachgebrauch oft etwas verschwommen verwendet wird, ist festzuhal-
ten, daß die Commotio als die reine, komplikationslose Gehirnerschütterung (mit vegetativem Reizzustand, anfangs Be-
wußtlosigkeit, Erbrechen, Schwindelzustände, längere Zeit bestehenden Kopfschmerzen usw.) ein absolut reversibles Geschehen ist, das meist innerhalb der Krankenhilfefrist völlig
abklingt, in schweren Fällen auch einmal zeitlich begrenzte BU
bedingen kann, aber nicht über 1 Jahr (nach dem Trauma)
hinaus!
Die noch längere Zeit nach der Commotio oft geklagten und
bescheinigten „Gehirnerschütterungsfolgen" sind meist vegetativ-nervöse Störungen bei neuropathischen Persönlichkeiten,
ohne wesentlichen erwerbsmindernden Wert.
Gegenüber der Commotio stellt die *Contusio* cerebri als Hirn-
prellung oder Hirnquetschung mit gröberer, meist auch bleibender materieller Schädigung der Hirnsubstanz (ebenso wie
die „Compressio" bei Blutungen durch Gefäßrupturen) eine
andere Gruppe dar, bei der für die Beurteilung der verbleiben-
den Leistungsminderung die Art der „Ausfallserscheinungen"
maßgeblich ist. Hier finden wir mehr psychische Defekte (Hirn-
leistungsschwäche, Wesensänderung) oder mehr neurologische
Ausfälle, die sich nach dem örtlichen Sitz der Schädigung richten, auch evtl. Krampfanfälle.
In diesen Fällen ist fachärztliche Untersuchung mit EEG (Elek-
troenzephalogramm) erforderlich, notfalls Enzephalographie im
Rahmen klinischer Untersuchung. Dies ist um so mehr entscheidend, da es Übergänge zwischen der reinen Commotio
und der Contusio gibt, die sich erst später herausstellen. Auf
der 72. Tagung der Deutschen Gesellschaft für Chirurgie be-
richtete *Schönbauer*, daß 50 % von Commotio-Patienten noch
über Spätfolgen klagten und sich bei einer Reihe von ihnen
bei Beobachtung über Jahre dann doch nachweisbare organische
Veränderungen (Ventrikelerweiterungen im Enzephalogramm
usw.) zeigten.

Geisteskrankheiten

Bei den echten Geisteskrankheiten (Psychosen) unterscheiden wir zweckmäßig „exogene" Psychosen (denen ein faßbares durch äußeren Anlaß hervorgerufenes anatomisches Substrat zugrunde liegt) von den „endogenen", bei denen sich ein anatomisches Substrat zwar nicht nachweisen läßt, aber theoretisch ein solches zu unterstellen ist. Unter die *endogenen Psychosen* fallen die des schizophrenen Formkreises, wie die des manisch-depressiven Kreises, schließlich kann auch die genuine Epilepsie (S. 83) hierzu gerechnet werden (eine Grenzstellung nehmen die Psychosen der Schwangerschaft und der Involutionsperiode ein). *Exogene Psychosen* finden sich beim schweren Alkoholismus, bei Urämie, schweren Lebererkrankungen, toxischen Zuständen, Meningoenzephalitis, bei schweren innersekretorischen Störungen, als Begleiterscheinung von Zerebralsklerose und hirnatrophischen Prozessen, bei der progressiven Paralyse usw.

Bei allen echten Psychosen besteht zumindest zeitliche BU bis EU, solange der psychotische Schub spielt. Bei exogenen Psychosen hängt die Prognose davon ab, ob das Grundleiden (z. B. Alkoholismus o. a.) durch Heilmaßnahmen (Entziehungskuren usw.) besserungs- oder heilungsfähig ist. Liegen irreversible Schädigungen (z. B. bei ausgeprägter Hirnatrophie usw.) vor, besteht dauernde BU, bei fortgeschrittenen Stadien dauernde EU. Zeitlich begrenzte EU ist bei allen Psychosen während akuter Schübe, z. B. während längerer Heilstättenbehandlung usw. anzunehmen. Das gleiche gilt für die häufigsten endogenen Psychosen des schizophrenen Formkreises. Hier sind für die Beurteilung maßgebend: Lebensalter, Dauer der Krankheit und ihre Verlaufsformen (Zahl und Dauer von Schüben), Frage der Kontaktfähigkeit zur Umwelt, Stärke der Affektstörungen, der Sinnestäuschungen usw. Hier muß (besonders bei den schizophrenen Defekten nach abgelaufenen Schüben) fachärztlich erwogen werden, welche beruflichen Tätigkeiten noch zugemutet werden können. Allgemeingültige Regeln lassen sich hierfür nicht aufstellen. Ein psychotischer Defekt braucht (besonders bei rein manueller einfacher Tätigkeit) an sich keineswegs BU zu bedingen; wenn aber der Kranke keinem Arbeitgeber (durch seine geistigen Veränderungen) zugemutet werden kann, er außerdem bei der allgemein verbreiteten Scheu vor Geistes-

kranken vom Arbeitsmarkt ausgeschlossen ist, muß BU angenommen werden (AN 1091, 431).

Zu beachten ist noch, daß die Unterbringung eines Geisteskranken (oder Psychopathen usw.; s. S. 153 f.) in einer Anstalt
aus Gründen der öffentlichen Sicherheit (Sicherheitsverwah-
rung) noch *keine* BU bedingen muß (RVA Entsch. vom 13. 12. 16).

Gelenkerkrankungen (s. a. Arthritis und Arthrosis, S. 60 f.; Polyarthritis, S. 151 f.)

Alle *akuten* Gelenkentzündungen bedingen, soweit sie in der
Krankenhilfezeit nicht abgelaufen sind, vorübergehende BU.

Chronische gelenkrheumatische Erkrankungen mit stärkerem
Funktionsausfall bedingen dauernde BU (schwere Handgelenks-
und Fingerversteifungen usw.).

Aufbrauchs- und Verschleißerscheinungen an den Gelenken bedingen dauernde BU, wenn mehrere Gelenke befallen sind
und Funktionsstörungen in Verbindung mit Gelenkergüssen
usw. vorliegen.

Gelenkrheumatismus (s. a. Arthritis, S. 60 f.; Polyarthritis, S. 151 f.)
Hier muß darauf hingewiesen werden, daß als „Gelenkrheumatismus" nur die echte (akute oder chronische) rheumatische
Polyarthritis mit den entzündlichen Erscheinungen und häma-
tologischen Veränderungen bezeichnet wird. Eine Allgemein-
diagnose „Gelenkrheuma" oder „Gelenkrheumatismus" im Gutachten, die sich nur auf Schmerzbeschwerden und gewisse Be-
wegungsbehinderungen stützt, ohne daß die Genese dieser
Beschwerden erörtert und eine Blutsenkung vorgenommen
wird, ist heute unmöglich!

Geruchssinn

Verlust des Geruchssinns bedingt an sich keine BU, kann aber
BU in speziellen Berufen bedingen. Es dürfte aber kaum berufliche Tätigkeiten, die eine besondere „Nase" erfordern, geben,
von denen der Betreffende nicht auf andere und ähnliche
berufliche Tätigkeiten verwiesen werden könnte.

Geschwülste

Gutartige Geschwülste haben für die Rentenbegutachtung im
allgemeinen keine Bedeutung, jedoch können große und mit

starken Blutverlusten verbundene Myome des Uterus sowie Eierstockgeschwülste BU verursachen. Bei Operationsmöglichkeit ist in solchen Fällen zeitlich begrenzte BU anzunehmen. *Bösartige* Geschwülste siehe Krebs (S. 119 f.) usw.

Gewicht (s. Normalgewicht, S. 147)

Gicht

Die Anfälle der *reinen* Gicht (Arthritis urica) sind vorübergehende Gesundheitsstörungen und bedingen keine dauernde AUF. *Chronische Gicht* mit schweren Gelenkveränderungen (Knoten, Versteifungen), nachweisbar gestörtem Harnsäurestoffwechsel oder bei Schrumpfniere, bietet eine üble Prognose und bewirkt hochgradige MdE mit BU, eventuell auch EU. HV bringt bei vorgeschrittenen Fällen keinen Erfolg. *Akute* Gicht bedarf klinischer Behandlung und Einstellung auf entsprechende Diät und Lebensweise.

Hier muß erwähnt werden, daß die Diagnose „Gicht" auch in Gutachten oft fälschlich gestellt wird. Insbesondere werden die Fingerendgelenkverdickungen der „Heberden'schen Knötchen" und die „Polyarthritis sicca" *(Munk)* der Menopause gern mit „Gicht" verwechselt.

Die echte Gicht ist in den letzten 30 Jahren seltener geworden, jedoch in der letzten Zeit wieder zahlenmäßig im Ansteigen, so daß sie auch gutachtlich wieder mehr ins Gewicht fällt. Für ihre Diagnose ist daher die Objektivierung (Harnsäurespiegel, röntgenologischer Nachweis typischer Gichtveränderungen usw.) zu verlangen.

Gliedmaßen (s. a. Kriegsbeschädigungsfolgen, S. 34 f.)

Der Verlust oder die Gebrauchsunfähigkeit von Gliedmaßen bedingt nur dann BU, wenn dadurch der Arbeitsmarkt verschlossen ist, auf den der Betreffende unter Berücksichtigung seiner Ausbildung, seines Berufes usw. verweisbar ist. In solchen Fällen ist Umschulung, Anlernung usw. anzustreben, damit der Betreffende durch Erlangung neuer Kenntnisse und Fähigkeiten, somit in neuer beruflicher Tätigkeit, die seiner Behinderung angepaßt ist, wieder voll und geregelt tätig sein kann. Ist dies erreicht, liegt keine BU mehr vor. Hierzu gehört auch die Beschaffung von Hilfsmitteln, Körperersatzteilen usw.,

die eine Überschreitung der Lohnhälfte möglich machen. Die
Versicherten sind verpflichtet, sich zur Erhöhung ihrer Arbeitskraft solcher Hilfsmittel zu bedienen.

Die in der Kriegsopferversorgung und Unfallversicherung üblichen Prozentzahlen der MdE durch Gliedmassenverluste usw.
können für die Beurteilung der verbliebenen Leistungsfähigkeit in der ArV und AnV nicht maßgeblich sein. Hier ist nur
individuelle Beurteilung, abgestellt auf Ausbildung, Kenntnisse
des einzelnen und seiner beruflichen Verweisbarkeit usw. möglich.

Das Entscheidende bei Amputierten, wie überhaupt in der
ganzen Beurteilung, ist die Frage: *Welche* Arbeit ist dem Betroffenen ohne Gesundheitsschädigung zumutbar, *was* kann
er tun und leisten; dies hängt aber wieder von den örtlichen
Verhältnissen (Wegeverhältnisse, Verkehrsmittel, örtliche Ar-
beitsvermittlungsmöglichkeiten usw.) ab. – In Großstädten
dürfte demnach kaum ein Oberschenkelamputierter (ohne weitere krankhafte Komplikationen) nach genügender Gewöhnung
und Anpassung an Prothese als dauernd „BU" anzusehen
sein!

Hämaturie (s. Nierenleiden, S. 142 ff.)

Hämochromatose

(auch „Siderophilie" benannt; *Kalk*) ist eine Eisenspeicherkrank-
heit, die mit Leberschädigung bis zur Zirrhose, oft auch mit
Diabetes, einhergeht. Durch die pathologische Eisenablagerung
in den Organen kommt es zu deren Funktionsstörungen, wobei
meist Leberschädigung, Pankreasstörungen, Herzversagen im
Vordergrund stehen. Die Prognose der *primären* Siderophilie
ist nicht gut. Sie bedingt in ausgeprägten (und klinisch gesicherten) Fällen BU, in Endstadien EU (dauernd). Klinische Behandlung hat nur in den Anfangsstadien Erfolgsaussicht, sonstige HV sind zwecklos. Abzutrennen von der primären Siderophilie ist die *sekundäre* Siderophilie, die mehr eine Teilerscheinung der Leberzirrhose (vermehrter Hämoglobinzerfall usw.)
darstellt.

Hämoglobinurie (*cave:* Verwechslung mit Hämaturie!)
Transitorische Hämoglobinurien treten nach Kälteeinwirkung
auf. BU wird durch diese nicht verursacht. In jedem Falle

92

ist aber Blutuntersuchung auf WaR nötig, da in der Anamnese
zur Hämoglobinurie oft Syphilis angetroffen wird.

Toxische Hämoglobinurien stellen je nach Grad und Ursache
der Vergiftung Symptome von verschiedener Dauer und Inten-
sität dar. Entsprechend dem Allgemeinzustand ist zu beurteilen, ob vorübergehende oder dauernde BU vorliegt. Hierzu ist
aber klinische Klärung der Genese erforderlich.

Hämophilie

Während der Blutungsperioden verursacht Hämophilie zeitliche
EU. Der Erfolg klinischer Behandlung muß in jedem Falle ab-
gewartet werden. Im übrigen richtet sich die BU und eventuelle
EU nach den Auswirkungen der Hämophilie, z. B. auf die
Gelenke, den Blutstatus usw.

Hämoptoe (Blutauswurf)

Blutauswurf erscheint als *Lungenblutung* bei Bronchiektasen,
bei Lungentuberkulose, Lungeninfarkt, -Karzinom, -Abszess,
-Syphilis, ferner bei Aortenaneurysma u. a. – Zunächst besteht
AUF. Die Beurteilung ob BU oder EU vorliegt, richtet sich nach
dem Grundleiden und seinem Stadium sowie nach seinen allgemeinen Auswirkungen.

Halsrippen

Halsrippen können die Ursache von Reiz- und Ausfallserscheinungen im Bereiche der Armnerven sein. Sie können zu Muskelatrophien an Arm und Hand führen, dies aber nur in Sonderfällen; dann kann BU, besonders für bestimmte Berufe,
hierdurch hervorgerufen werden.

Harnblasenerkrankungen

Entleerungsstörungen der Harnblase, z. B. Urininkontinenz,
können die EF einschränken, so daß in manchen Berufen eine
geregelte Tätigkeit nicht mehr möglich ist. Geringere Störungen dieser Art verursachen keine wesentliche MdE. Schwere
Inkontinenz (auch Harnfisteln) mit dem Unvermögen, längere
Strecken zu gehen, oder auch nur geringe Lasten zu heben, zu
tragen usw., muß mit höherer MdE eingeschätzt werden, besonders wenn infolge Harndurchtränkung der Kleidung der
Geruch für die Umgebung unerträglich wird. In allen Fällen ist

aber die Ursache zu ergründen und Heilung durch geeignete
Maßnahmen anzustreben, so daß hierbei meist nur zeitliche
BU in Frage kommen dürfte. Bei Frauen mit Descensus vaginae
(mit oder ohne Zystozele) lassen sich die Störungen (wenn keine
gröbere Zystitis vorliegt!) oft durch Pessare beheben, zum mindesten durch Operation. Die genaue Klärung der Grundursa-
chen ist besonders auch bei der *Zystitis* erforderlich: zur Feststellung, ob es sich um eine primäre Entzündung infolge lokaler Erkrankung oder um sekundäre Erkrankung infolge von
Infektion handelt, oder ob in erster Linie mechanische Veränderungen Behinderung des Harnabflusses mit sekundärem Infekt
verursachen (auch Prostatahypertrophie usw.). Bei unsicherer
Diagnose ist vor gutachtlicher Entscheidung eine genaue fachärztliche Untersuchung nötig! Es ist immer wieder zu beobachten, daß schwere Entzündungen der ableitenden Harnwege
ohne eine vollständige Diagnose der „causa" (bakteriologisch,
Abflußhindernisse, anatomische Abweichungen usw.) lange
Zeit behandelt und falsch beurteilt werden. Die Beurteilung
der MdE richtet sich mehr nach der Grundursache. Das heißt
also: eine chronische Blasentuberkulose verursacht wohl meist
(zumindest zeitliche) BU; ein Abflußhindernis (z. B. Prostata-
adenom) ist nach seiner Behandlungsfähigkeit zu beurteilen.
Die einfache akute bakterielle Zystitis fällt in das Gebiet der
vorübergehenden AUF, nicht in das der BU.
Das gleiche gilt für die akute Zystopyelitis. Bei chronischer
Zystopyelitis muß geklärt werden, ob eine chronische Pyelonephritis schon vorliegt, oder eine Harnwegstuberkulose, Abfluß-
behinderungen, Steinleiden usw. (s. Nierenleiden, S. 142 ff.)
Blasensteine, Blasentumoren müssen nach ihrer Auswirkung
und Operabilität beurteilt werden. Meist ist durch sie AUF
und evtl. zeitliche BU bedingt. Maligne Tumoren der Blase verursachen zunächst dauernde BU bis EU; ihre Beurteilung richtet sich nach den bei Krebsleiden üblichen Maßstäben.

Harnröhrenverengungen

Die Beurteilung von Harnröhrenverengerungen hängt nicht
allein von diesen, sondern wesentlich von dem Zustand der
Blase und der Auswirkung auf die Niere ab. Siehe hierzu
„Harnblasenerkrankungen" (S. 93 f.), „Prostatahypertrophie"
(S. 152 f.) und „Nierenleiden" (S. 142 ff.).

Bei bleibenden Harnröhrenstrikturen ist zunächst entscheidend, ob diese durch Behandlungsmaßnahmen, evtl. Operation, beseitigt werden können, oder ob sie regelmäßig katheterisiert werden müssen, oder ob Dauerfisteln bestehen. In letzteren Fällen ist höhergradige MdE auf Dauer gegeben. Ist Harnröhrenverengung mit völliger Harninkontinenz oder häufig notwendigem Katheterismus verbunden, dann kommt es bei der Beurteilung darauf an, ob der Kranke in bestimmten Berufen noch verwendungsfähig ist; im einzelnen Falle hängt das von seinem Arbeitsmilieu ab.

Harnverhaltung (Ischuria paradoxa)

Harnverhaltung mit Harnträufeln bei überfüllter Blase (z. B. bei Prostatahypertrophie) oder Ischuria spastica bei Krampfzuständen des Blasenhalses können auf die Nierenfunktion zurückwirken. Die Beurteilung richtet sich nach dem Organ- und Allgemeinbefund (s. Harnblasenerkrankungen S. 93 f; Nierenleiden S. 142 ff.).

Hauterkrankungen

Bei der Vielzahl und Vielfalt der Hautkrankheiten können hier nur allgemeine Hinweise gegeben werden. Bei Hautleiden ist stets zu überlegen, ob durch sie die Arbeitskraft wirklich eingeschränkt ist, ferner ob weitere Arbeit das Leiden sicher verschlimmern wird, und nicht zuletzt, ob die Hautkrankheit ekelerregend für die Umgebung, oder ob sie übertragbar ist. – Akute entzündliche, bakteriell-eitrige Hauterkrankungen (Furunkulose, impetiginöse Erkrankungen, Pilzerkrankungen usw.), bedingen wohl vorübergehende AUF, und können in schweren Formen zeitliche BU bedingen. Luetische und tuberkulöse Hauterkrankungen sind nach dem Grundleiden zu beurteilen. Die in praxi-häufig zu beurteilenden chronischen Ekzeme verlangen dermatologische Beurteilung und Testung der zugrunde liegenden Allergie. Werden bei ausgedehnten Ekzemen berufliche Noxen als auslösende Ursache festgestellt, oder ist bereits das Ekzem als Berufskrankheit anerkannt, dann muß hierbei zeitliche BU angenommen und überprüft werden, ob durch berufliche Umschulung die betreffende Noxe vermieden werden kann. Auch klinische und klimatische HV müssen eingeschaltet werden, letztere insbesondere bei den nichtallergisch

bedingten Ekzemen, wie bei ausgedehnter Neurodermitis usw.
Schuppenflechten bedingen BU nur dann, wenn sie zu schwerer und chronischer allgemeiner Hautentzündung führen und mit Komplikationen einhergehen (Arthropathia psoriatica usw.).

Die „rheumatoiden" Hauterkrankungen (Erythematodes, Erythema nodosum, Erythema exsudativum multiforme usw.) bedingen vorübergehende AUF, in sehr schweren Formen wohl auch zeitliche BU, dann sind sie aber meist mit anderen rheumatischen Veränderungen vergesellschaftet, so daß die Beurteilung sich nach diesen richtet. Die Hautkarzinome bilden sehr selten Metastasen und sind therapeutisch gut zugänglich (Operation, Strahlenbehandlung), so daß sie meist nur AUF, in besonders gelagerten Fällen zeitliche BU bedingen.

Hemiplegie (s. a. Apoplexie, S. 59)

Hemiplegiker sind wie *Hirnverletzte* zu beurteilen. Bei den Lähmungen ist nicht nur der Funktionsausfall der befallenen Glieder zu bewerten, denn meist bestehen neben den körperlichen auch geistige Ausfallserscheinungen, die recht oft übersehen oder als psychogen gedeutet werden. Meist liegt dauernde BU vor. Entscheidend ist neben der Ausdehnung der Lähmungserscheinungen deren Dauer und die Frage ihrer Reversibilität.

Hernien (s. Bauchwandbrüche, S. 66)

Herz

Zur Beantwortung der Frage, ob durch ein Herzleiden bedingte BU vorliegt, ist die *Funktion* des Herzens zu beurteilen. Sie allein ist entscheidend und in hohem Grade abhängig von dem anatomischen Zustand des Herzmuskels, der Gefäße, Klappen und nervösen Apparate des Herzens. Zwar lassen sich am Herzen die Auswirkungen organischer Veränderungen von den „rein funktionellen" Störungen oft genug nicht klar trennen: sie überschneiden sich und bedingen sich gegenseitig.

Akute *entzündliche Krankheitsprozesse* an den Klappen (Endokarditis) und im Herzmuskel (Myokarditis) sowie am Herzbeutel (Perikarditis) bedingen BU bis EU je nach Schweregrad, zunächst auf Zeit, mit klinischer stationärer Behandlung. Die evtl. restierenden chronischen Folgen (Vitium oder muskuläre

Herzinsuffizienz usw.) können erst nach Abklingen der akuten
Entzündungsprozesse beurteilt werden (s. „Herzinsuffizienz"
S. 100 ff.; „Herzklappenfehler" S. 103 f.; „Herzmuskelschaden"
S. 104 f.; usw.).

Funktionelle Störungen, zu denen die angiospastische Diathese
und die neurozirkulatorische Dystonie gehören, können ernste
Leistungsherabsetzung verursachen, wenn die Durchblutungsstörungen den Herzmuskel betreffen, wobei dann auch im
EKG deutliche Zeichen koronarer Durchblutungsstörungen
sichtbar sind, die zu BU führen können. Für *sklerotische* oder
andere *degenerative* Schäden des Herzens sowie für *Klappenfehler* usw. gilt das gleiche: Entscheidend ist die Frage der
Herzleistungsminderung, der Herzinsuffizienz und ihres Ausmaßes. Man kann nie sagen, dieses und jenes Herzleiden
bedinge BU oder EU, sondern nur eine bestimmte eingeschränk-
te Herzkreislauffunktion bei dieser oder jener Herzveränderung. Wichtig ist bei der Begutachtung von Herzkrankheiten,
sich in der Diagnose nicht mit einer kurzen morphologisch-
anatomischen „Diagnose", oder dem EKG-Befund usw. zu begnügen, sondern die Benennung eines Herzleidens aufzuteilen
nach morphologischen (pathologisch-anatomischen sowie physiologischen), ätiologischen und kreislauffunktionsmäßigen Gesichtspunkten.

Herz bei Fettleibigkeit (s. a. Adipositas, S. 52 f.)
Bei jeder Art von Fettsucht wird das Herz
a) überlastet durch das Mißverhältnis zwischen Herzleistungs-
   möglichkeit und Körpermaßen;
b) in seiner Leistungsfähigkeit beschränkt durch epikardiale Fett-
   auflagerungen und intramuskuläre Fettinfiltrationen, besonders im rechten Ventrikel.
Hinzu tritt häufig Bluthochdruck, der zunächst ein Ausgleichs-
versuch des Kreislaufs ist, dann Koronarsklerose. Das Ergebnis
ist: Versagen des Herzens und damit BU. Man muß sich aber
vor Überbewertung von Herzbeschwerden bei Fettleibigen hüten!

Herzfehler, angeborene (sonstige Klappenfehler s. S. 103 f.)
Für die Begutachtung kommt vorwiegend der unkomplizierte
offen gebliebene *Ductus Botalli* in Frage. Er läßt nicht selten

seinen Träger bis gegen das 4. Lebensjahrzehnt leistungsfähig
bleiben. An sich geringe Infektionen (auch fokale) oder Über-
lastungen führen mehr oder weniger plötzlich zum Versagen
des Herzens und zur BU. – Die übrigen angeborenen Vitien,
wie der *Ventrikelseptumdefekt*, das offene *Foramen ovale*, sowie die angeborene *Pulmonalstenose* oder gar die *Kombination*
solcher Defekte sind während des Lebens durch einfache Untersuchung kaum zu unterscheiden und machen daher Spezialuntersuchungen erforderlich. – Fast alle diese angeborenen Fehler verursachen entweder, wie die Pulmonalstenose, *Blausucht*
oder führen zur *Rechtsinsuffizienz*, die in ausgeprägter Form
BU bis EU bedeutet. Angeborene, aber voll kompensierte Herzklappenfehler verbieten wohl schwere körperliche Belastung,
bedingen aber zunächst keine BU in körperlich weniger be-
lastenden Tätigkeiten. Eine Sonderstellung nimmt die *Aorten-
isthmusstenose* ein, die oft bis ins Erwachsenenalter unerkannt
bleibt und z. T. auch kaum Beschwerden verursacht; bei einem
Viertel der Erkrankten ist jedoch die Lebenserwartung verkürzt.
Auch hier (wie besonders bei dem offenen Ductus Botalli und
den Septumdefekten) ist heute durch Herzoperation oft wesentliche Besserung möglich.

Herzinfarkt

Die schwerste Komplikation koronarer Erkrankungen stellt der
Herzinfarkt dar, wobei es auf dem Boden von thrombotischen
oder sklerotischen oder spastischen Verschlusses eines Astes
einer Koronararterie zum ischämischen Bezirk in der Herzmuskulatur kommt, mit oder ohne Blutung in dem Bezirk, jedenfalls aber mit Nekrose eines Bezirkes der Herzmuskulatur.
Wenn dieser Prozeß nicht mit völligem Herzversagen sofort
zum Tode führt, bedarf es stets mehrerer Monate bis zur
Vernarbung des infarzierten Gewebsbezirkes. Auch die Vernarbung mit Bindegewebe bedeutet nach jedem überstandenen
Infarkt eine Schädigung der Arbeitsmuskulatur des Herzens.
Hierbei ist nicht gesagt, daß eine solche Einbuße an leistungsfähiger Herzmuskulatur immer zu hochgradiger oder dauernder
Leistungseinschränkung führen muß. Die Bedeutung (bezügl.
der Leistungseinbuße und Prognose) ist von der Ausdehnung,
der Lokalisation usw. des Infarktes abhängig sowie von den
Auswirkungen auf die weitere Herzarbeit. – Zur *Diagnose des*

akuten Infarktes ist neben den klinischen Symptomen der EKG-Befund unerläßlich. In den letzten Jahren haben die Transaminaseteste größere Bedeutung für die Feststellung eines akuten Herzinfarktes gewonnen (besonders SGOT, LDH und CPK). Diese Transaminaseteste können im Zweifelsfalle unterscheiden lassen, ob es sich um ein akutes koronar-ischämisches Geschehen handelt, oder ob Nekrosen der Herzmuskulatur bereits eingetreten sind. Zu beachten ist jedoch, daß die Transaminaseteste nicht „herzspezifisch" sind, der EKG-Befund jedoch das „herzspezifische" Symptom darstellt. In der Folgezeit ist der Verlauf der EKG-Befunde entscheidend sowie die Frage, inwieweit nach abgelaufenem Infarkt organische Herzschädigung und Herzinsuffizienz verbleibt (siehe auch Herzinsuffizienz, S. 100 ff.; Koronarinsuffizienz, S. 117 usw.). Hiernach richtet sich auch die Beurteilung im Einzelfalle. Während man früher jeden Herzinfarkt lange Zeit mit absoluter Schonung, Bettruhe usw. behandelte, stehen die verschiedenen Schulen heute wohl alle mehr auf dem Standpunkt einer baldigen Rehabilitation mit Hilfe vorsichtigen Trainings. Absolute Schonung gilt selbstverständlich auch heute noch für die ersten 8–10 Wochen nach dem Infarkt, die in schweren Fällen auf 4–6 Monate auszudehnen ist. Nach etwa 6 Monaten bleibende stenokardische Beschwerden oder andere Herzsensationen, Schwächegefühle usw. beruhen häufig z. T. auf mangelnder Aktivität bzw. schlechtem Tonus der Herzmuskulatur infolge absoluten Trainingsmangels. Dann sind Heilmaßnahmen in Form von Kuren in geeigneten Kurorten und stufenweise erfolgende Trainingskuren angezeigt, bei denen die psychische Betreuung mit den entsprechenden Informationen und „Erziehungsmaßnahmen" zur angepaßten Lebensweise nicht vergessen werden dürfen.
Körperlich schwere und z. T. auch mittelschwere Arbeiten können Menschen nach überstandenem Infarkt nicht mehr verrichten. Im übrigen ist die Beurteilung der verbliebenen Leistungsfähigkeit und der Belastungsfähigkeit nach Infarkt weitgehend abhängig von den Kombinationen des Infarktgeschehens mit anderen Krankheitszuständen. So muß die Belastungsfähigkeit besonders vorsichtig beurteilt werden, wenn daneben ein fixierter Hochdruck vorliegt, ein mittelschwerer oder schwerer Diabetes, eine generalisierte Angiopathie, eine Rechtsherzüberlastung bei Lungenemphysem usw. Im allgemeinen braucht

aber über ca ½ Jahr nach dem Infarktgeschehen hinaus – wenn keine solchen Komplikationen vorliegen und keine manifeste Herzinsuffizienz resultiert – keine hochgradige Leistungseinbuße (im Sinne der EU) mehr angenommen zu werden. Dann sollten auch die Rehabilitationsbestrebungen im Vordergrund stehen. Bei letzteren ist neben der medikamentösen und physikalischen „Trainings"-Behandlung auch die Vermeidung der bekannten „Risikofaktoren" (Fettleibigkeit, Bewegungsmangel, Nikotingenuß usw.) wichtig.

Herzinsuffizienz

Sie ist, allgemein gesagt, der Zustand, in dem die Leistung des linken oder des rechten Herzens oder beider Abschnitte nicht mehr ausreicht, das geforderte Leistungsmaß zu erfüllen.
Der Begriff der „Herzinsuffizienz" wird jedoch von den verschiedenen Schulen leider nicht einheitlich gebraucht. Einerseits wird darunter der funktionelle Fehlzustand des Herzens verstanden, in welchem das Herz die von ihm verlangte Arbeitsleistung nicht mehr erfüllen kann, andererseits wird damit die mangelnde Kontraktionskraft des Herzmuskels bezeichnet, bzw. die Herzinsuffizienz als ein Syndrom aufgefaßt, als Ausdruck von bestimmten Störungen, welche die Herzleistung (vorübergehend oder dauernd) vermindern. So werden z. B. die Symptome von Tachykardie, Dilatation, elektrokardiographischer Erregungsrückbildungsstörung usw. von einigen Schulen bereits als „Herzinsuffizienz" oder auch als „kompensierte Herzinsuffizienz" bezeichnet, während andere erst von der „Herzinsuffizienz" sprechen, wenn Veränderungen des Herzens mit manifesten Erscheinungen der Herzleistungsminderung einhergehen.
Herzinsuffizienz ist also ein relativer Begriff, das Mißverhältnis zwischen geforderter und verwirklichter Leistung ausdrükkend. – Die *Anpassung* des Herzens an erhöhte Leistungsforderungen wird bei längerer Dauer durch Hypertrophie des Herzmuskels beantwortet, funktionsmäßig durch Steigerung der Kraft der Kontraktionen, des Schlagvolumens und der Frequenz. Man kann *myogene Insuffizienz* (infektiöse oder toxische Herzmuskelschädigungen) und *Ernährungsstörungen* (anoxämische, koronarbedingte) des Herzmuskels unterscheiden von *Kompensationsinsuffizienzen*. Bei diesen wird das Herz anhaltend durch

überhöhte Leistungsanforderung belastet (durch Vitien, Hypertonie, pulmonale Druckerhöhung im kleinen Kreislauf und andere hämodynamisch bedingte Fehlzustände). Die Herzinsuffizienz ist also ein *funktioneller Sammelbegriff*, den man klinisch, gemäß den getrennt arbeitenden Herzseiten, in *„Rechtsinsuffizienz"* und *„Linksinsuffizienz"*, beim Zusammentreffen beider: *„Doppelinsuffizienz"*, unterteilen kann.

a) *Linksinsuffizienz:* Ihre Ursachen sind Überlastung des linken Ventrikels durch Hypertonie, durch Aortenvitien, Aortensklerose, aber auch Schädigungen des Herzmuskels. Ihre Folgen: venöse Stauung in den Lungen mit neurogener Dyspnoe bis zum *Asthma cardiale* und *Lungenödem.*

Leichtere Formen der linken Insuffizienz mit mäßiger Dyspnoe als einzigem Symptom brauchen noch keine BU zu verursachen; bei schwerem Asthma cardiale usw. liegt diese vor.

b) *Rechtsinsuffizienz:* Ihre Ursachen sind meist hämodynamische Überlastung des rechten Ventrikels, z. B. bei Mitralvitien, erhöhtem Strömungswiderstand im kleinen Kreislauf bzw. Einengung des Strömungsquerschnitts in diesem durch Tuberkulose, Pneumonokoniose, substantielles Emphysem, Behinderung der Lungenentfaltung durch Pleuraschwarten, Kyphoskoliose, häufige Preßatmung bei Asthma bronchiale, chronischer Bronchitis, schließlich auch durch myogene Ursachen. Auch kann die Linksinsuffizienz zur Rechtsinsuffizienz führen.

Die Folgen der *Rechtsinsuffizienz* sind Stauungen im großen Kreislauf, die sich lokal besonders äußern in Leberstauung, Zyanose und Ödemen. Im Körper gestaute Flüßigkeiten, die noch keine deutlichen Ödeme verursachen, haben meist Nykturie zur Folge (Nachweis durch den Kauffmannschen Versuch).

Solange bei der Rechtsinsuffizienz nur leichte Leberstauung vorhanden ist und über längere Zeit in diesem Stadium bleibt, ist BU noch nicht ohne weiteres gegeben; sie tritt aber ein, wenn Ödeme auftreten und weitere Stauungen im großen Kreislauf nachweisbar sind (z. B. Nierenstauung).

c) Mit *Doppelinsuffizienz* oder *doppelseitiger Insuffizienz* werden die symptomatischen myogenen Insuffizienzen, besonders bei Myodegeneratio cordis, infektiösen Myokardschädigungen bezeichnet, bei denen *keine einseitige* Überlastung einer Herzseite vorliegt. Im Vordergrund steht hier das Anstrengungssyndrom.

Außer den Erkrankungen des Herzens selbst können auch andere *extrakardiale* Erkrankungen zur Herzinsuffizienz führen, wie Atmungsinsuffizienz bei Emphysem, Tuberkulose, Silikose, großen Pleuraschwarten, Struma, aber auch Tyreotoxikose, Bluthochdruck, schwere Anämie usw.

Die Beurteilung der Herzinsuffizienz muß sich einmal nach dem klinischen Untersuchungsbefund (einschließlich EKG, Belastungsprüfungen, Rö.-Untersuchungen usw.) richten, zum anderen auch nach der Anamnese und dem hieraus gewonnenen gesamten Bild der Leistungseinschränkung. Hierfür hat die New-York-Heart-Association eine Abstufung der Leistungsminderung nach den subjektiven Beschwerden in folgender Form gegeben:

1. Gruppe: Keine Einschränkung der körperlichen Leistungsfähigkeit, wenn gewöhnliche Tätigkeit keine Beschwerden verursacht.
2. Gruppe: Geringe Einschränkung der Leistungsfähigkeit, wenn bei gewöhnlicher Tätigkeit Beschwerden auftreten.
3. Gruppe: Starke Einschränkungen der Leistungsfähigkeit, wenn schon in Ruhe erhebliche Beschwerden auftreten.

Diese „subjektive" Einteilung kann natürlich nicht für die Beurteilung maßgeblich sein, aber die erste „Leitschnur" bieten. – Für die Beurteilung ergibt sich gewisse Störung oder schon Minderung der Leitungsfähigkeit, wenn stärkere Herzregulationsstörungen vorhanden sind (Tachykardie usw.), schon vermehrte Leistungseinbuße, wenn eine Kontraktionsinsuffizienz des Herzens (mit Tachykardie, Dilatation, Hypertrophie usw.) festgestellt werden kann, auch wenn dieser Fehlzustand klinisch noch „kompensiert" ist. Eine hohe Leistungseinbuße ist dann anzunehmen, wenn zu diesen Zeichen der Kontraktionsinsuffizienz die Symptome der Dekompensation, d. h. Stauungserscheinungen, hinzutreten.

Die Leistungsschwäche bei festgestellter Kontraktionsinsuffizienz kann noch unterteilt werden in: geringgradige Einschränkung der Herz-Kreislauf-Leistungsbreite, wenn kardiale bzw. kardiopulmonale Insuffizienzsymptome nur bei überdurchschnittlichen Anstrengungen auftreten, und in mittelgradige

Leistungseinschränkung, wenn solche Insuffizienzsymptome
schon bei Alltagsbelastungen auftreten, und in hochgradige Einschränkung, wenn die Insuffizienzsymptome schon in Ruhe
signifikant werden.

Bei der Herzinsuffizienz muß also eine „graduelle" Einteilung,
und demnach Einschätzung der Leistungsminderung erfolgen.
Dies kann nur aufgrund der gesamten zur Verfügung stehenden Herzdiagnostik geschehen. Niemals darf allein aus einem
EKG-Befund eine „Herzinsuffizienz" diagnostiziert werden usw.

Herzirregularität (s. Herztätigkeit, unregelmäßige, S. 105 f.)

Herzklappenfehler

Herzklappenfehler machen nicht ohne weiteres den Betroffenen
berufs- oder erwerbsunfähig. Es kommt allein auf die trotz
des Fehlers vorhandene Leistungsfähigkeit des Herzens an.
Maßgebend ist hier, wie auch sonst sehr oft, die Beantwortung
der Frage: Inwieweit darf der Untersuchte einer Erwerbstätigkeit nachgehen ohne seinen Zustand weiter zu schädigen? –
Unzureichende Herzleistung, Unausgeglichenheit des Kreislaufs
mit deutlichen Stauungserscheinungen (Ödeme, Leberstauung
usw.) verursachen bei Insuffizienzen oder Stenosen der Herz-
klappen dauernde Leistungseinbuße (über 50 %). Zu bedenken
ist bei der Beurteilung auch der schicksalsmäßige Ablauf der
Herzklappenfolgen: Erweiterungen der Herzhöhlen, Bildung
von wandständigen Thromben mit den Gefahren der Embolie.

a) *Aorteninsuffizienz* kann ausnahmsweise die AF für lange
   Zeit ungestört lassen, so daß der Träger von seinem Leiden
   nichts weiß. Im allgemeinen ist aber die EF durch eine
   Aorteninsuffizienz selbst bei guter Kompensation erheblich
   herabgesetzt. Tritt Aortenstenose hinzu, so liegt BU vor, da
   die Leistungsfähigkeit stets entscheidend herabgesetzt ist.

b) *Mitralinsuffizienz* beschränkt, wenn sie unkompliziert und
   kompensiert ist, bei geistig und bei körperlich nur leicht Arbeitenden die EF nicht. (Die Mitralinsuffizienz wird öfter
   diagnostiziert, als sie tatsächlich vorhanden ist).

c) *Mitralstenose* allein oder in Verbindung mit Insuffizienz
   schädigt den Kreislauf meist derart, daß mittelschwere Arbeit
   unmöglich wird.

d) *Trikuspidalinsuffizienz* hebt die AF meist auf.

Bei *allen Herzklappenfehlern* ist das Entscheidende für die Beurteilung die Antwort auf die Frage, ob der Fehler dauernd *kompensiert* ist, ob er gelegentlich (bei Belastungen, bei Sekundärkrankheiten oder dgl.) zeitweilig „dekompensiert", oder ob er meist oder gar ständig dekompensiert ist. Hierbei ist also eine genaue und logische Kritik des Gutachters erforderlich. – Bei ständig oder meist dekompensierten Klappenfehlern dürfte EU bestehen; zeitweilig dekompensierte, aber auch sonst Insuffizienzzeichen aufweisende bedingen meistens BU. Jahrelang ausgeglichene Klappenfehler berechtigen an sich nicht zur BU-Annahme.

Herzkranzadern (s. Koronarinsuffizienz, S. 117; Arteriosklerose, S. 59)

Herzmuskelinsuffizienz (Leistungsschwäche des Herzmuskels)
Sie tritt als Begleiterscheinung und als Folge verschiedenster Krankheitsprozesse auf, die bei der Beurteilung der Herzmuskelinsuffizienz mit zu berücksichtigen sind. – Mit *muskulärer* Herzinsuffizienz sind Zustände von Herzinsuffizienz gemeint, deren Ursache im Gegensatz zu *vaskulärer* oder *ergogener* Insuffizienz im *Versagen des Herzmuskels* zu suchen ist.

Herzmuskelschaden (Myokardschaden)
Dieses oft mißbrauchte Wort ist *keine Diagnose* sondern ein Sammelbegriff. Es muß in jedem Falle eines „Schadens" versucht werden, die wirkliche Diagnose zu stellen, nämlich *welcher* Schaden vorliegt. Eine diagnostische Hilfe ist das EKG, wenn es eindeutige Ergebnisse bietet. *Allein entscheidend* ist es nicht, sondern immer nur in Verbindung mit dem klinischen Befund. Man spricht besser von einer „*Herzmuskelschädigung*", denn dieser Ausdruck läßt die Reversibilität offen und läßt auch offen, woher die Schädigung kommt, während der Ausdruck „Myokardschaden" etwas anatomisch endgültiges bedeuten würde. Myokardschädigung ist keine nosologische Einheit, geschweige denn ein pathologisch-anatomischer Befund, sondern ein *funktioneller Begriff*, der aus den Erkenntnissen des EKG gewonnen wurde. Gemäß der EKG-Diagnose besagt er nur, daß in dem Augenblick der EKG-Anfertigung Abweichungen des Erregungsablaufes bestanden, die annehmen lassen, daß in diesem Augenblick der Herzmuskel toxisch oder hypoxämisch

„geschädigt" war; ein Zustand, der z. B. nur während der Tachykardie durch Anstrengung, aber auch sonst nur einige Minuten zu bestehen braucht! Oft besteht natürlich ein derartiger Zustand auch jahrelang. Das kann aber nur nach mehrmaliger Untersuchung ausgesagt werden. *Myokardschaden* ist also keine Krankheitsdiagnose im eigentlichen Sinne! Gewiß kann der Ausdruck in einzelnen Fällen unumgänglich sein, z. B. wenn man einen Zustand von Herzmuskelschädigung bezeichnen will, wie er u. a. nach abgelaufener rheumatischer Myokarditis oder diphtherischer Myokarditis längere Zeit bestehen kann. Aber in der Mehrzahl der Fälle ist das Wort vermeidbar. Es ist zum mindesten durch Zusätze, welche die Pathogenese ausdrücken sollen, zu präzisieren. Also z. B. thyreotoxische Myokardschädigung oder Restzustand nach rheumatischer oder fokaltoxischer Myokarditis oder hypoxämische M. bei koronaren Durchblutungsstörungen, oder M. bei Hypertrophie des Herzmuskels infolge von Hypertonie, oder infolge von Vitium usw. – die *bloße elektrokardiographische* Diagnose einer „Myokardschädigung" ist kein Grund zur Annahme von BU. Hierzu berechtigt gegebenenfalls nur die *Zusammenfassung* der funktionell-leistungsmäßigen und der anatomischen Diagnose *mit* der des EKG.

Herztätigkeit, unregelmäßige

Arrhythmia respiratoria besagt für eine *Herzerkrankung* nichts, denn sie ist nur ein Zeichen, daß der Vagustonus mit der Atmung wechselt und kann sogar als Zeichen eines anpassungsfähigen Herzens gelten. Im Zweifelsfalle ist EKG nötig, um festzustellen, ob etwa eine pathologische Sinusarrhythmie vorliegt.

Extrasystolen: Rein funktionelle Extrasystolen verschwinden bei Belastung und sind für die EF ohne Bedeutung.

Vereinzelte Extrasystolen von Vorhof- oder Kammerabschnitten sind nicht ohne weiteres als pathologisch anzusehen. Treten sie aber gehäuft auf oder in Gruppen (salvenartig) und gehen sie von verschiedenen Stellen aus, was im EKG sichtbar wird, und verschwinden sie bei Belastung nicht, so liegt eine Störung auf entzündlicher, toxischer oder hypoxämischer Basis vor.

Nach dem 40. Lebensjahre auftretende Extrasystolen sind zumeist durch Arteriosklerose der Kranzgefäße verursacht. Diese ist auch die (neben den Herzklappenfehlern) häufigste Ursache der *absoluten Arrhythmie* in höheren Lebensjahren, die dann mit völlig unregelmäßigem und ungleichmäßigem Pulse einhergeht und stets ein ernster Krankheitszustand ist. Sonst findet sich die absolute Arrhythmie besonders bei kombinierten Mitralklappenfehlern mit starker Vorhofdehnung. Die Unterscheidung der absoluten Arrhythmie bei Vorhofflattern von der bei Vorhofflimmern ist für die Begutachtung weniger wichtig. Im allgemeinen ist die absolute Arrhythmie als Dauerzustand Grund zur Annahme von BU. Es gibt aber absolute Arrhythmien, die jahrelang ausgeglichen bleiben können und bei nur geringer körperlicher Belastung lange Zeit AF erlauben, so daß keine BU bestehen muß!

Herzverletzungen

Sie sind danach zu beurteilen, wie sie sich in der Hämodynamik auswirken, ob sie deutliche koronare Störungen zurückgelassen haben usw. Hier ist genaueste klinische Klärung (exakte Röntgendiagnostik, Kymogramm, evtl. Elektrokymogramm und EKG) erforderlich.

Hinken, intermittierendes (s. a. Endangiitis obliterans, S. 82)

Das intermittierende Hinken (Claudicatio intermittens, Dysbasia intermittens) ist ein *Syndrom*, das auf verschiedener Basis beruhen kann. Gemeinsam ist in den Beinarterien die *Drosselung* der *Durchblutung*, so daß diese beim Gehen nicht mehr ausreicht. Es kommt zu schmerzhafter Muskelischämie, die zum Stehenbleiben zwingt. Daneben treten Hyp- oder Parästhesien auf und der Fußrückenpuls ist nicht mehr zu tasten. Der Grund dieser Erscheinungen kann sein:

1. die Drosselung der Arterie durch Atheromatose der Intima, meist nur einseitig. Sie kann zur arteriosklerotischen Gangrän führen: *Dysbasia angiosclerotica;*
2. die (seltene) *Raynaud'sche Krankheit*, die doppelseitig, symmetrisch auftritt und auf Spasmen der Arterien beruht;
3. die *Endarteriitis obliterans* (Winiwarter-Bürger'sche Krankheit), deren Ätiologie noch nicht gesichert ist. Sie wird z. T. zu allergisch-entzündlichen Gefäßerkrankungen gerechnet, erzeugt aber anatomisch die gleichen Intimaverdickungen wie die Arteriosklerose und verläuft meist symmetrisch.

Die Beurteilung der verschiedenen Erkrankungen ist etwa die gleiche. Leichte Formen, die erst zum ischämischen Schmerz bei größerer Anstrengung, längerem oder schnellerem Gehen führen und remittierend auftreten, verursachen nur BU bei Berufen, die längeres Gehen usw. erfordern. Wichtig ist die diagnostische Klärung (Ratschow'sche Lagerungsprobe, Oszillographie, fotoelektrische Volumen-Pulsschreibung, Rheographie, usw.; notfalls auch Arteriographie, (s. „Endangiitis obliterans", S. 82).

Schwere Formen mit ständiger Drosselung der Durchblutung, mit Schmerz nach schon 100 m Weges, ständig kalten Füßen und Gangrängefahr oder gar schon beginnender Gangrän machen berufsunfähig, in schweren Fällen auch erwerbsunfähig. Die Sympathektomie bringt oft Besserung der Glieddurchwärmung, aber oft nicht des Schmerzsyndroms. Die konservativen Maßnahmen (physikalische Behandlung, „synkardiale Massage", Sauerstoffeinblasungen, medikamentöse Therapie usw.) bringen Besserung meist nur in den Anfangsstadien, weshalb HV dieser Art berechtigt sind; bloße Bäderkuren z. B. sind zwecklos.

Hirnerkrankungen (hirnorganische Prozesse)

Hierher gehören:

1. *Senile Demenz* mit Merk- und Urteilsschwäche, Beeinflußbarkeit und sonstiger geistiger Einengung, Wesensveränderungen, Konzentrationsmangel, verlangsamten Reaktionen usw., zumeist beruhend auf hirnorganischem Abbau durch Zerebralsklerose (s. 4.).
2. *Alzheimer'sche Hirnatrophie* mit Erscheinungen von seniler Demenz, aber früher als diese einsetzend, von sprachlichen Störungen und Kontraktionen begleitet. Führt fortschreitend zu allgemeinem körperlichen und geistigen Verfall. Enzephalographisch: Hydrocephalus internus und externus.
3. *Pick'sche Hirnatrophie*, beruhend auf Stirn- oder Schläfenlappen-Atrophie. Sie beginnt zwischen dem 40. und 50. Lebensjahr. Keine vorangegangene Syphilis! Enzephalogramm nötig!
4. *Zerebralsklerose*. Arteriosklerotisch bedingte Veränderungen, die von den kleinen und kleinsten Arterien ausgehen und die sonstigen vom Gefäßsystem ausgehenden anatomischen

Veränderungen der Hirnsubstanz (Hirnblutungen, Embolien mit ihren Folgen: Erweichungsherde usw.). Hierdurch kann es zu organneurologischen Ausfallserscheinungen (Herdsymptome!) kommen, aber auch zu diffusem hirnorganischen Abbau, entsprechend der „senilen Demenz" (siehe 1.).
5. *Störungen bei Hypertonie und bei Schrumpfniere.* Die Beurteilung bezüglich BU richtet sich nach den etwaigen Herdsymptomen und nach der Auswirkung der Erkrankung auf die Leistungsfähigkeit auf geistigem Gebiet. Zumeist ist auch hierbei die EF stärker eingeschränkt. Ob zeitliche oder dauernde BU bedingt ist, richtet sich nach den Erwägungen der Prognose, ob irreversible Störungen vorliegen usw.

Bei allen organischen Hirnerkrankungen richtet sich die Frage der BU danach, ob die Ausfallserscheinungen oder der hirnorganische Abbau so weit fortgeschritten (und als irreversibel anzusehen) ist, daß ein geregelter Arbeitsverdienst nicht mehr möglich ist. Primitivere Arbeiten körperlicher Art können bei einfachem zerebralsklerotischen Abbau der Persönlichkeit noch länger zugemutet werden, wenn der sonstige körperliche Zustand dies gestattet. Bei Berufsgruppen, die gewisse Anforderungen an Konzentration, Arbeitstempo, geistige Verantwortung usw. verlangen, ist eher dauernde BU gegeben.

Hirnerkrankungen – Herdsymptome

Als Herdsymptome treten z. B. Seh-, Sprach-, Hörstörungen auf sowie Versagen willkürlicher Bewegungen. Schwere Formen bedingen dauernde EU. Leichtere Formen von Sprachstörungen verlangen Annahme von BU nur dann, wenn die Berufsausübung (Parteienverkehr u. ä.) dadurch empfindlich gestört ist. Optisch-räumliche Störungen z. B. bedingen BU für Arbeiten auf Gerüsten, an Maschinen, weniger für sitzende Büroarbeit; ähnliches gilt für Hemianopsie u. ä. – Meist sind bei diesen Herdsymptomen aber noch andere seelische und Allgemeinveränderungen vorhanden, die dann ihrerseits im Vordergrund stehen und BU oder EU verlangen.

Hirntumoren

Bei Hirntumoren ist bei gesicherten progredienten Neubildungen wohl fast immer EU gegeben, besonders bei malignen Tumoren. Aber auch benigne (nicht metastasierende) Hirntumoren verursachen meist durch den raumbeengenden Prozeß gravierende Ausfallserscheinungen, nach denen sich die Feststellung der Leistungseinbuße richten muß, die meist erheblich ist. Die Prognose richtet sich nach Art der Geschwulst und ihrem örtlichen Sitz und damit auch nach der Frage der Operationsfähigkeit. Da die operativen Methoden wesentlich vervollkommnet wurden, kann ein Teil der Kranken mit Hirntumoren nach Operation durchaus wieder arbeitsfähig oder berufsfähig werden. Die Entscheidung hierüber obliegt aber stets entsprechenden Fachkliniken.

Hirnverletzte

Für die Begutachtung von Hirnverletzten ist der Runderlaß des Bayerischen Ministeriums für Arbeit und soziale Fürsorge vom 1. 5. 1949 und 25. 6. 1959 von grundsätzlicher Bedeutung:

„Die Begutachtung von Hirnverletzten soll grundsätzlich nur durch anerkannte Nervenfachärzte stattfinden. Als *Hirnverletzter* ist anzusehen, wer durch Gewalteinwirkung einen Dauerschaden der *Hirnsubstanz* erlitten hat. Eine Hirnverletzung kann auch mittelbar bedingt sein, dadurch, daß infolge einer anderen Verletzung, z. B. eines Lungendurchschusses, durch Embolie eine Hirnsubstanzschädigung erfolgte. Die Hirnsubstanzverletzung muß sich aus den Erscheinungsformen im Gefolge der Verletzung ergeben. – Ein Schwinden dieser Erscheinungen, z. B. Sprachstörung, darf nicht dazu führen, eine Hirnverletzung später abzulehnen. Es ist also zur Bezeichnung einer Hirnverletzung nicht unbedingt erforderlich, daß später noch eindeutig nachweisbare organneurologische Symptome vorhanden sind".

Hieraus wird deutlich, daß nicht Hirnverletzung gleich BU zu setzen ist! Nicht jeder, der als „Hirnverletzter" nach obigem bezeichnet werden muß, ist berufsunfähig. – Die Beurteilung muß sich danach richten, welche Gehirnteile geschädigt sind und in welchem Ausmaß; d. h. sie muß unter Berücksichtigung der im Einzelfalle vorhandenen Herd- und Allgemeinsymptome geschehen, unter Berücksichtigung eines etwa vorhandenen organischen Psychosyndroms usw.

Eine Hirnverletzung, die keine nachweisbar organneurologischen Symptome mehr bietet, auch keine erkennbare Wesensänderung oder dergleichen hervorruft, mag weiterhin als „Beschädigung" (versorgungsrechtlich oder unfallversicherungsrechtlich) mit einem gewissen Prozentsatz eingestuft sein, ist aber kein Grund mehr zur Annahme von BU. – Viele Hirnverletzte sind berufstätig und erwerben dabei mehr als die Hälfte des Lohnes ihrer Berufsgruppe! Immer aber muß erwogen werden, ob und wie weit solche Hirnverletzte auf Kosten ihrer Gesundheit arbeiten. Hierzu gehört fast stets nervenfachärztliche Untersuchung und Beurteilung, möglichst auch mit EEG usw.

Zu den Hirnverletzungen gehört nicht „Gehirnerschütterung" (commotio cerebri), bei der anatomische Folgeerscheinungen nicht nachweisbar sind, wohl aber die Hirnquetschung (contusio cerebri).

Hodenverlust

Die Reaktion auf Hodenverlust in reiferen Jahren ist individuell verschieden, so daß sich allgemeingültige Richtlinien für die Begutachtung nicht geben lassen.

Eunochoidismus als Konstitutionsanomalie beschränkt die Leistungsfähigkeit meist nicht nachweisbar.

Hodgkin'sche Krankheit (s. Lymphogranulomatose, S. 70 ff.)

Hüftgelenksverrenkungen (s. Lucatio coxae, S. 128)

Hyperthyreose (s. Schilddrüsenerkrankungen, S. 156 ff.)

Hypertonie (s. Bluthochdruckkrankheiten, S. 68 ff.)

Hypotonie (s. Blutdruck, niederer, S. 68)

Hysterie (s. a. Neurosen, S. 141 f.; Neurasthenie, S. 139 f.)

Für den Gutachter ist die Entscheidung 300 des 1. Rev.-Senats des BLVA vom 8. 2. 1951 (ABl MfA Nr. 19/51) von Wichtigkeit: Es heißt in der Begründung des Urteils (auszugsweise):

„Die bisherige Rechtsprechung in der Sozialversicherung, der sich auch der Senat anschließt, läßt keinen Zweifel darüber, daß auch hysterische und neurotische *Störungen des Arbeits-*

willens eine Krankheit i. S. des § 1254 RVO darstellen können, wenn sie den Arbeitswillen krankhaft so stark beeinflussen, daß er nicht mehr ausreicht, den Versicherten zur Verrichtung regelmäßiger Tätigkeit oder zum Aufsuchen von solchen Gelegenheiten zu veranlassen und wenn der Versicherte sich dieses mangelnden Arbeitswillens nicht mehr bewußt ist, die Behebung also nicht mehr von seinem Willen abhängt. Auch kommt es hier nicht auf die Ursache dieser Störungen, sondern auf den Zustand selbst an. Ob nun eine solch weitgehende Störung des Arbeitswillens und damit der Arbeitsfähigkeit bei dem Kläger bereits vorliegt, ob sie ferner nicht mehr beeinflußbar ist, ist besonders sorgfältig und vorsichtig zu prüfen, besonders dann, wenn bereits vorhandene Gutachten auf diese Zustände hinweisen. Es ist aber nicht angängig, sich über einen durch solche Hinweise verstärkten Verdacht auf krankhafte seelische Veränderungen in der Person des Versicherten ohne weiteres hinwegsetzen und Inv. bei jeder psychogenen, d. h. seelisch bedingten Verursachung zu verneinen".

Diese Entscheidung des Bayer. Landesversicherungsamtes stand im Gegensatz zur ärztlichen Wissenschaft und wurde daher von vielen Seiten abgelehnt. – Siehe hierzu *Gruhle* in Nervenarzt 23,215: „Man muß daran festhalten, daß lediglich *seelisch kranke* Menschen, d. h. solche, die an einer Psychose leiden, von der Pflicht zur Arbeit befreit werden, weil sie geschäftsunfähig und zurechnungsunfähig sind. Ein solcher Sachverhalt liegt aber bei dem entsprechenden Falle nicht vor. Für seine eigenen Irrtümer muß man einstehen. Die Folgen solcher Irrtümer hat man selbst zu tragen, nicht aber der Staat ... Es wäre eine völlig wirklichkeitsfremde Konstruktion ... anzunehmen, daß sich jemand seines mangelnden Arbeitswillens nicht bewußt sei. Eine „Willenserkrankung" in dem Sinne, als wenn hier ein einzelnes seelisches Vermögen erkranke, ist nicht bekannt!"

Die grundsätzliche Entscheidung vom 10. 2. 1928 (EuM Bd. 23, 74) brachte die Voraussetzungen für die Nichtanerkennung der Inv.: „Wenn der Versicherte weiß, daß seine Hemmungen nicht körperlicher Art sind, sondern nur in Vorstellungen und Wünschen ihren Grund haben, so handelt es sich nicht um einen Mangel an Fähigkeiten, sondern am Willen zur Arbeit. In diesem Falle kann von Inv. keine Rede sein. Bei nur hysterischer

Reaktion ohne Vorliegen anderer Krankheiten ist Inv. abzulehnen.

Die Beurteilung hysterischer Reaktionen erfordert hinreichend
auf diesem Gebiete erfahrene Gutachter, und ist auch für diese
meist schwierig. Im allgemeinen besteht die *Reichardt'sche* Definition noch zu Recht: „Hysterie ist keine Krankheit, weder in
seelischer noch in körperlicher Hinsicht. Sie ist und bleibt der
Ausdruck einer Reaktion eines ethisch nicht hochwertig ver-
anlagten Menschen, wobei der Betreffende kritiklos um etwas
kämpft, was er schwer erreicht".

Es ist also bei hysterischen Reaktionen BU zumeist nicht vorhanden. Sollte sie angenommen werden, so müssen die Krankheitserscheinungen im Gutachten ausführlich und eindeutig
wiedergegeben und die Beurteilung überzeugend begründet
werden. Schließlich darf nicht übersehen werden, daß hysterische Reaktionen auch auf dem Boden schwerer organischer Leiden wachsen können!

Ichthyosis

Unkomplizierte, nicht entzündliche Ichthyosis bedingt im allgemeinen keine BU, kann aber in manchen Arbeitsgebieten BU
verursachen. Aus Betrieben, in denen mit hautreizenden Stoffen gearbeitet wird, sind Ichthyosiskranke rechtzeitig auszu-
schalten.

Idiotie (s. Schwachsinn, S. 158 f.)

Ikterus

Ikterus ist ein Syndrom, welches nur den Zustand der Gallen-
überfüllung des Blutes bezeichnet, mit Gelbfärbung der Haut
und der Skleren, gallenfarbstoffangereichertem Harn. Ein Ikterus kann durch Leberzellerkrankung sowie durch mechanische Abflußstauung der Gallenwege (Steine, Tumoren, entzündliche Schwellungen etc.) hervorgerufen sein. Die Beurteilung richtet sich nach dem Grundleiden und dessen Ausmaß.
Das Ikterus-Syndrom ist meist nur zeitlich begrenzt (s. Leber-
und Gallenerkrankungen, S. 87 f.; 121 ff.).

Infektionskrankheiten

Infektionskrankheiten können vorübergehende BU verursachen, wenn sich die Genesung über die 26. Krankheitswoche

hinauszieht; dauernde, wenn durch Hinzutreten von Komplikationen der Wiedereintritt der nötigen Leistungsfähigkeit sich nicht absehen läßt (s. „Bazillenträger", S. 67).
Sogenannte Malariarückfälle (s. Malaria, S. 132) und „Folgen von Fleckfieber" müssen klinisch untersucht und geklärt werden, ehe eine entscheidende Begutachtung erfolgen kann.

Innere Krankheiten

Das Entscheidende bei inneren Krankheiten ist nicht die pathologisch-anatomische Diagnose, sondern der Grad der Herabsettung der physiologischen Funktionen, und zwar nicht nur der erkrankten Organe, sondern der gesamten körperlichen und geistigen Persönlichkeit.
Die bei einzelnen Leiden angegebene Einschätzung der MdE kann nur Anhaltspunkt sein. Bei der Beurteilung des Einzelfalles ist ein Schematismus unmöglich.

Insuffizienz, pluriglanduläre

Hiermit wird *Dysfunktion verschiedener endokriner Systeme* bezeichnet, meist in Abhängigkeit von Störungen der Hypophyse (als einer Art übergeordneten endokrinen Steuerungsorganes), aber auch als echte anatomische Schädigung mehrerer innersekretorischer Drüsen zugleich durch einen ätiologisch noch ungeklärten bindegewebigen Schrumpfungsprozeß. Diese Bilder sind ja nach den endokrinen Ausfällen sehr symptomenreich, ähneln dann aber mehr und mehr der hypophysären Kachexie und sind wie diese zu beurteilen (s. dort).

Insult, apoplektischer (s. Apoplexie, S. 59)

Intoxikationen (s. Vergiftungen, S. 165)

Ischias

Die „Ischias" ist ein Symptom!
1. Sie kann durch eine *Erkrankung des Nerven* hervorgerufen sein: neuritis nervi ischiadici. Diese isolierte Neuritis kann wohl einmal auf dem Boden von infektiösen und toxischen Einflüssen entstehen (z. B. auch als diabetische Neuritis, alkoholische Neuritis und bei anderen Gifteinwirkungen); die früher auf dem Boden solcher Einflüsse öfter angenommene

periphere Neuritis des N.ischiadicus ist jedoch in Wirklichkeit sehr selten. Nach neueren Anschauungen handelt es sich bei der Ischias fast stets um eine symptomatische Ischiasneuralgie oder Neuropathie z. B. bei Veränderungen der Wirbelsäule.

2. Die *symptomatische Ischias* tritt auf,
   a) bei *Veränderungen der Wirbelsäule*, der Beckenknochen, Hüftgelenke. In erster Linie sind ihre Ursachen Bandscheibendegenerationen, Bandscheibenprolapse, schwere spondylotische Veränderungen der Wirbelsäule, das lumbosakrale Syndrom (Sakralisation des V. Lendenwirbels oder Lumbalisation sacrale I), schließlich auch Arthrosen der Ileosakralgelenke;
   b) *Neubildungen* (maligne Tumoren) des Beckens. Ischias ist bei Prostatakarzinom manchmal das erste Zeichen!

Wegen der Bedeutung, der Prognose und der Entscheidung über HV ist die Klärung der Diagnose, auch bezüglich der Ätiologie nötig.

Akute primäre Neuritis ischiadica macht arbeitsunfähig und kann auch evtl. vorübergehende BU begründen. Dann ist energische Heilbehandlung notwendig und auch erfolgversprechend.

Chronische Formen von Irritationen des N. ischiadicus, die zu Muskelatrophie, Sensibilitätsstörungen, oder gar Lähmungen des *Nervus ischiadicus* geführt haben, müssen individuell beurteilt werden. Wenn auch das Allgemeinbefinden durch langdauernde schmerzbedingte Schlafstörungen gelitten hat, kann BU vorliegen. – Hier besteht jedoch die Gefahr, daß psychogene Überlagerung oder gar Übertreibung das Bild stark beeinflussen. Wichtig sind nicht nur die Beachtung des Lasègue'schen Zeichens, sondern auch das Verhalten bei Dorsalführung des gestreckten Beines („umgekehrter Lasègue"), das Bragard'sche Zeichen, ferner Reflexdifferenzen, segmentäre Sensibilitätsstörungen, Veränderungen der Muskulatur etc. Zur Beurteilung einer Ischias gehört selbstverständlich klinische und röntgenologische Untersuchung der LWS.

Bei der symptomatischen Ischias richtet sich die Beurteilung im wesentlichen nach dem Grundleiden und seinen Auswirkungen. Es sei aber ausdrücklich darauf hingewiesen, daß die Schwere des Krankheitsbildes oft nicht mit der Schwere der röntgeno-

logischen Veränderungen an der Wirbelsäule konform geht! –
Muß auf Grund eines gravierenden Ischias-Syndroms eine höhere Leistungseinbuße angenommen werden, so sollte diese grundsätzlich zunächst als zeitlich begrenzte angesehen werden, da sich durch entsprechende Heilmaßnahmen das Zustandsbild zumeist wesentlich bessern läßt. Bei echtem Bandscheibenprolaps ist die Operation anzustreben, wenn durch längere konservative Behandlung keine Änderung zu erzielen war.

Kachexie, hypophysäre; Simmonds'sche Kachexie

Die Erscheinungen der Simmonds'schen Kachexie sind Folgen einer schweren Schädigung der Hypophyse, und zwar meist ihres Vorderlappens. Ursachen können sein: Tuberkulose, Tumor oder embolisch bedingte Gefäßstörung. – Über Jahre sich hinziehende fortschreitende Abmagerung steht im Vordergrund. Dabei Adynamie, Antriebslosigkeit, Hypotonie, Bradykardie, Hypoglykämie usw. – Bei ausgebildeter Kachexie besteht dauernde BU, in progredierten Fällen auch EU.

Karzinom (s. Krebs, S. 119 f.)

Kehlkopf

Nichttuberkulöse Kehlkopfkatarrhe verursachen oft AUF. Bei längerer Dauer und Beeinträchtigung des Allgemeinzustandes muß an die Möglichkeit eines Krebsleidens rechtzeitig gedacht werden. Fachlaryngologische Untersuchung ist nötig.

Bei den Kehlkopfkarzinomen ist zu beachten, daß die (gut operablen) Stimmbandkarzinome eine recht günstige Prognose haben, weniger die des Hypopharynx und des inneren Kehlkopfes.

Nach Kehlkopfentfernung ist die Stimmbildung ausgefallen, was durch die „Speiseröhrensprache" zum Teil ersetzt werden kann, die Beurteilung richtet sich bei solchen Personen nach den beruflichen Erfordernissen, weiter nach der Frage der Atmungsinsuffizienz usw.

Kanülenträger sind je nach der Art ihres Grundleidens und Allgemeinzustandes in ihrer EF beschränkt; meist liegt BU vor.

Es gibt aber auch Personen, die nach Halbseiten- oder sogar Totalexstirpation des Kehlkopfes noch arbeitsfähig sind! Stimmbandlähmungen bedingen gelegentlich BU, doppelseitige Postikuslähmung verursacht in der Regel dauernde BU, zumal sie die Atmung hochgradig erschweren und zum Kanülentragen zwingen kann.

Klimakterium der Frau

Die Reaktion der Frau auf die physiologische Umstellung in ihren Wechseljahren ist durchaus individuell. Von den vielen Frauen, die diese Zeit ohne nennenswerte Beschwerden erleben, steigt eine Kurve an, die über mehr oder minder lebhafte „nervöse" Zustände und Betonungen sonstiger bis dahin nicht oder nur wenig beachteter körperlicher Mängel hinaufführt bis zu Psychosen verschiedenster Erscheinungsformen.

Im allgemeinen verursacht die klimakterische Umstellung keine BU, und die „gesunde" Matrone bleibt noch ca. zwei Jahrzehnte ein leistungsfähiger Mensch *(Bleuler)*.

In manchen Fällen sind aber die Reaktionen, z. B. des Herzens und Kreislaufs, derart stark, daß erhebliche MdE vorliegen kann. BU kann zumindest vorübergehend in Einzelfällen vorliegen. EU ist aber dadurch fast nie bedingt, es sei denn, daß sich klimakterische neurozirkulatorische Störungen (z. B. Hypertonie usw.) fixiert und zu weiteren anderen schweren organischen Veränderungen (kardiale Dekompensation usw.) geführt haben und daß *echte* psychotische Störungen vorhanden sind.

Knochenbrüche und Verrenkungen

Sie sind zunächst mit ihren Folgen Behandlungs- und Betreuungsangelegenheiten der Krankenkassen und Berufsgenossenschaften. Bei Störungen des Heilverlaufes und bleibender Gebrauchsbeschränkung oder Gebrauchsunfähigkeit der Gliedmaßen kann BU und eventuell auch zeitliche EU vorliegen. Die in den Tabellen der Unfallversicherungs-Maßstäbe genannten und die in der Unfall-Berentung festgesetzten Prozentzahlen der MdE geben höchstens Anhaltspunkte, nicht mehr! Hier ist immer im Einzelfall zu entscheiden, inwieweit durch die vorhandenen Knochenbruchfolgen usw. die Ausübung des vorher ausgeübten Berufes (oder ähnlicher Tätigkeit, auf die der Versicherte verweisbar wäre) behindert oder gar unmöglich gemacht ist, und ob durch bestimmte Heilmaßnahmen eine Besserung zu erreichen ist, oder ob (besonders bei jüngeren Personen) durch berufsfördernde Maßnahmen im Sinne von Arbeitsplatzbeschaffung oder Umschulung eine Wiedereingliederung in das Berufsleben erreicht werden könnte.

Körpergröße und Gewicht

Die Maße für Körpergröße, Gewicht und auch des Brustumfanges dürfen in keinem Gutachten fehlen. Sie sind zur ersten Orientierung über Konstitution und Ernährungszustand und für spätere Nachbegutachtungen oft von entscheidender Bedeutung (s. a. „Brustumfang").

Kolitis (s. Darmkrankheiten, S. 75 ff.)

Koronarinsuffizienz

Koronarinsuffizienz ist ein funktioneller, auf den EKG-Erkenntnissen fußender Begriff. Er bezeichnet die (vielleicht nur augenblickliche) nicht ausreichende Durchblutung des Herzmuskels. Diese kann sowohl auf sklerotischer Verengung, wie auf vasomotorischen Spasmen der Koronarien beruhen, und vor allem kann die Kreislaufinsuffizienz (auf dem Boden von Hypertonie, Vitien u. dergl.) wie im Gesamtkreislauf, so auch im Koronarsystem verminderte Durchblutung erzeugen, welche besonders den erhöhten Ansprüchen bei der Tachykardie nicht mehr genügt. Dann kann als *„circulus vitiosus"* durch diese Ernährungsstörung der Herzmuskel in seiner Kontraktionskraft weiter nachlassen und so die Kreislaufinsuffizienz verschlimmern. – Die bloße EKG-Diagnose einer Koronarinsuffizienz, vielleicht nur einer latenten bei erhöhter Belastungstachykardie, ist *allein* keine Krankheitsdiagnose und berechtigt noch nicht zur Annahme von BU. Steht sie aber in Verbindung mit der Diagnose einer kardialen Kreislaufinsuffizienz, dann bekräftigt sie das Bild organischer Leistungsminderung, die dann zumeist BU bedeutet. Die Verwendung des Begriffes „Koronarinsuffizienz" als Diagnose nur auf Grund geschildeter stenokardischer Beschwerden mag auf dem Krankenschein oder dgl. möglich sein, im Gutachten verlangt sie eine objektivierende Grundlage durch den EKG-Befund, klinischen und röntgenologischen Herzbefund usw.

Koronarsklerose

Die Koronarsklerose ist die häufigste Ursache für die Minderung der Koronardurchblutung (Koronarinsuffizienz). In leich-

teren Stadien können sich die befallenen Kranzgefäße infolge
Wandstarre bei erhöhtem Durchblutungsbedarf nicht mehr genügend erweitern, in ausgeprägteren Stadien sind sie durch
Intimaverdickungen stets verengt, schließlich gar durch throm-
botische Auflagerungen auf den Intimaveränderungen verschlossen. Demgemäß haben leichtere Fälle von Koronarsklerose
nur die „Arbeits-Angina", d. h. pektanginöse Beschwerden nur
bei Anstrengung und im EKG Zeichen von Koronarinsuffizienz
nur bei Belastung. Bei diesen Störungen ist auch noch keine
anatomisch faßbare Veränderung des Herzmuskels die Folge.
Diese Kranken können noch voll berufsfähig sein, wenn ihre
Tätigkeit keine besonderen körperlichen Anstrengungen erfordert, besonders wenn sonst keine Insuffizienz des Herzens vorliegt. – Bei Gefäßverschlüssen oder *fast* völligen Verschlüssen
kommt es zum schweren und langen Anginaanfall auch in der
Ruhe. Die örtliche Ischämie oder Anämie führt bei Befallensein
größerer Koronargefäße dann zum Herzinfarkt (s. S. 98 ff.), bei
Befallensein kleiner Gefäße zu disseminierten kleinherdigen
Nekrosen im Herzmuskel, zur allgemeinen Myodegeneratio
cordis, zum koronarsklerotischen Schwielenherz, welches dann
wieder zur myogenen Herzinsuffizienz führt (s. S. 100 ff.). Durch
solche schweren Koronarsklerosen ist im allgemeinen dauernde
BU und in fortgeschrittenen Fällen auch EU bedingt.

Koxitis (s. Arthritis, S. 60 f.; Luxationen, S. 128)

Krampfadern und Unterschenkelgeschwüre

Der ausgebildete *variköse Symptomenkomplex* mit frisch entzündlichen Zuständen und ausgedehnten Geschwüren bedingt
zunächst nur zeitliche BU. In diesen Fällen ist Besserung, Aus-
heilung von Geschwüren, Entzündungen usw. durch Heilmaßnahmen anzustreben. Solche Heilbehandlungen können zum
größeren Teil ambulant geschehen; es gibt an mehreren Orten
Fachärzte oder „Ambulatorien für Beinleiden", bei denen durch
konsequente Behandlung mit Kompressionsverbänden usw.,
notfalls Verödungsbehandlung, recht beachtliche Heilerfolge erzielt werden können.
Liegen Thrombosen vor und bleiben die Geschwüre, einer sach-
gemäßen Therapie trotzend, bestehen, stellen sich Blut- und
Lymphstauungen ein, so kann es zur dauernden BU kommen,

besonders wenn die Betroffenen nur auf fortgesetzt im Stehen
zu verrichtende Arbeiten verwiesen werden können.

Krankheiten, abstoßende, ekelerregende (Entstellungen des Gesichts)

Schwere Stinknase und Lupus oder andere abstoßend wirkende
Entstellungen des Gesichtes (z. B. posttraumatische) erschweren
den Umgang mit Menschen derart, daß trotz vorhandener AF
BU bestehen kann, denn der Betroffene ist vom Arbeitsmarkt
praktisch ausgeschlossen.

Krebs und andere bösartige Geschwülste

Abgesehen von den einer Behandlung gut zugänglichen und
ihr weichenden Epitheliomen an den Gesichtsfalten (Nase, Ohr,
Augenwinkel) heben die bösartigen Geschwülste die EF, zumindest für die erste Zeit der operativen oder Strahlenbehandlung, auf, d. h. bedingen zunächst EU. Diese zeitliche EU kann
in leichten Fällen sich nur auf die ersten Monate (vielleicht nur
innerhalb der Krankenhilfefrist) erstrecken (z. B. bei früh be-
handeltem Portio-Ca. bzw. Collum-Ca. der „Gruppe I"). Entscheidend sind für die Beurteilung der bösartigen Neubildungen die Richtlinien, wie sie vom Deutschen Zentralausschuß
für Krebsbekämpfung und Krebsforschung e. V. als Empfehlung im Februar 1966 herausgegeben wurden. Hiernach wurden
nach großen Statistiken (gemäß der Prozentzahl der „5-Jahre-
Überlebenszeit") die bösartigen Geschwulsterkrankungen in
zwei große Gruppen eingeteilt,
Gruppe a) der Geschwulsterkrankungen mit relativ günstiger
Prognose und
Gruppe b) mit relativ ungünstiger Prognose.
Hiernach gehören zur Gruppe a) kleinere Hautkarzinome, kleine Lippenkarzinome, isolierte Parotis-Mischtumore, Stimmbandkarzinome, Schilddrüsenkarzinome, isolierte Dünndarm-
und lokalisierte höhersitzende Mastdarmkarzinome, entartete
Blasenpapillome, Mammakarzinome des Steinthal-Stadiums I
bei älteren Frauen (bei Frauen vor dem 30. Lebensjahr fast stets
sehr schlechte Prognose), ferner Kollumkarzinome des Stadiums I etc. Zu der Gruppe b) gehören im wesentlichen alle
übrigen malignen Geschwülste.
Als Anhalt für die Beurteilung ist zu erwähnen, daß bei der

Gruppe a) im ersten Jahr der Erkrankung die Leistungsfähigkeit durch Krankheit und Therapiefolgen (Operation, Nachbestrahlung usw.) erheblich eingeschränkt sein kann, so daß für diese Zeit EU auf Zeit vorliegen kann. Im zweiten Jahr der Erkrankung dürfte bei diesen die Leistungseinbuße nur noch in geringerem Umfange vorhanden sein, so daß dann „BU" nur noch bedingt sein kann.

Bei der Gruppe b), d. h. bei bösartigen Neubildungen mit relativ ungünstiger Prognose ist meist zunächst hohe Leistungseinbuße vom Grade einer EU auf unbestimmte Zeit anzunehmen, wobei sich Verlaufskontrollen nach etwa 2 Jahren empfehlen. Dann erst kann im Einzelfalle ermittelt werden, ob das verbliebene Leistungsvermögen eine stufenweise Wiedereingliederung in das Erwerbsleben zuläßt. Selbstverständlich sind dies nur allgemeine Richtlinien. Auch bei Geschwulstkrankheiten der Gruppe a) können Alter, schlechter Allgemeinzustand, Funktionsausfälle an anderen Organen und Organsystemen, andererseits auch spezielle Berufsanforderungen u. a. zu einer anderen Beurteilung führen. – Die früher oft schematisch geforderte „5-Jahresgrenze" einer Rezidivfreiheit bei allen malignen Neubildungen war also ein ungefährer Anhalt für die Annahme einer „praktischen" klinischen Heilung, sie ist aber nicht als Grundlage für einen Wiedereintritt der AF oder BF anzunehmen. Letztere kann also oft schon wesentlich eher angenommen werden.

Kreuzschmerzen (s. a. Wirbelsäule, S. 167 f.; Ischias, S. 113 ff.)
Die häufig geklagten Kreuzschmerzen können die verschiedensten Ursachen haben, die diagnostisch geklärt werden müssen, ehe eine Beurteilung des Grades und der Dauer der Erwerbsbeschränkung und damit der BU mit einiger Sicherheit gegeben werden kann. Sie können statisch, z. B. durch Plattfüße, hervorgerufen sein oder durch fehlerhafte Bildungen der Lendenwirbelsäule und des Kreuzbeines und deren Erkrankungen. Es können innere Leiden oder Neubildungen ihre Ursache sein, ferner auch Muskelerkrankungen und schließlich auch das Klimakterium der Frau, Lageanomalien der weiblichen Genitalorgane usw. Die Beurteilung richtet sich bezüglich der BU im wesentlichen nach den Grundleiden, wobei die objektive Behinderung der Bewegungsfunktionen (Beugefähigkeit, Rumpfbewegungen) den Ausschlag geben wird.

120

Kyphoskoliose

Bis zum *vierten Lebensjahrzehnt* pflegen die auf Grund von Rachitis entstandenen Kyphoskoliosen keinen wesentlichen Einfluß auf die EF auszuüben, dann aber tritt bei ihnen meist der „Lebensknick" ein; hierbei sind es einmal die sekundären degenerativen Veränderungen der Wirbelsäule mit Spondylosen, Osteochondrosen usw., die zu Bewegungseinschränkungen und Nervenwurzelreizerscheinungen führen können, zum anderen können Beschwerden und Störungen von Seiten der kardiopulmonalen Funktion (mangelnde Belüftung, Emphysembildung) entstehen und fortschreiten, mit Atmungsinsuffizienz und Kreislaufstörungen usw., die dann ihrerseits eine dauernde vorzeitige BU herbeiführen können. Die Beurteilung von Kyphoskoliotikern hängt in erster Linie von den statischen Skeletverhältnissen und von der kardiopulmonalen Funktion ab (s. Wirbelsäule, S. 167 f., Lungenemphysem, S. 124 f.).

Lähmungen (s. Nervenlähmungen, S. 138; Hysterie, S. 110 ff.; Apoplexie, S. 59)

Lebererkrankungen (s. a. Gallenleiden, S. 87 f.)

Die *akuten* ikterischen Erkrankungen der Leber sind nicht Gegenstand der Rentenbegutachtung, wohl aber deren *chronische* Reizzustände und die *primär-chronischen* Erkrankungen. Hier muß zwischen den parenchymatösen hepatozellulären Erkrankungen und unter diesen wieder zwischen den entzündlichen und degenerativen, ferner den cholangitischen und endlich den vaskulären Erkrankungen unterschieden werden. Die *akute Hepatitis*, pathologisch-anatomisch gesehen, die „große rote Leber" kann in die große bunte Leber, in die bunte Höckerleber oder in zirrhotische Stadien übergehen, also in die chronische Hepatitis und die hepatitische Zirrhose. Die *degenerativen Hepatosen* können in chronischem Verlaufe zu Fettzirrhosen werden und die chronisch verlaufenden *cholangitischen* Erkrankungen können ebenfalls in zirrhotische Stadien mit Lebervergrößerung und Leberinsuffizienz übergehen. Bei der Begutachtung ist also Wert auf eine eingehende Krankheitsanamnese zu legen, um der Pathogenese näher zu kommen, denn der Gutachter kann bei der ambulanten Untersuchung meist nur den Leberschaden, die „Hepatopathie" feststellen.

Im Zweifelsfalle ist immer die histologische Untersuchung entscheidend, sei es mit Laparoskopie und bioptischer Probepunktion der Leber, oder nur vermittels „Blindpunktion". Diese Untersuchungen können jedoch nur bei stationärer Beobachtung stattfinden und bedürfen auch der Bewilligung seitens des Patienten. So ist bei ambulanter Begutachtung neben der Erhebung des klinischen Befundes und der Anamnese die Serumuntersuchung erforderlich. – Die sog. „Serumlabilitätsproben" haben eigentlich nur noch den Wert von „Suchreaktionen". So können der Serumbilirubin-Spiegel, pathologisch ausfallende Takata-Reaktion, Thymolprobe usw. wohl Hinweis auf eine vorhandene Leberschädigung geben, sagen aber nichts über den Schweregrad aus. Über die „Takatitis" ist man heute hinaus. Zur Diagnose bzw. Beurteilung einer Leberschädigung sind die wertvollsten Serumuntersuchungen die Elektrophorese und die Transaminaseteste, insbesondere SGOT und SGPT. Als relativ „leberspezifisch" ist in der Elektrophorese eine relative Albuminverminderung mit deutlicher Vermehrung der Gammaglobuline anzusehen. Man muß sich aber davor hüten, eine *alleinige* geringfügige Vermehrung der Gammaglobuline als Beweis für das Vorhandensein eines Leberschadens von erhöhtem Krankheitswert anzunehmen. Die Erhöhung der Transaminaseteste gibt vor allem einen Anhalt für etwaige hepatitische „Aktivität" eines Leberschadens, wobei besonders die SGPT-Aktivität bei der chronischen Hepatitis zu überwiegen pflegt, die des SGOT mehr bei toxischen und cholangitischen Schädigungen usw. Diese erhöhten Transaminasen beruhen auf einem Austritt von Enzym-Proteinen aus geschädigten Organzellen. – Auch die Blutsenkung sollte bei diesen Untersuchungen nicht fehlen. Schließlich gehören auch Prüfungen der geschädigten Leberfunktion, am einfachsten durch Farbstoff-Belastungsteste, wie den Bromthaleintest oder Zweifarbstofftest, zur Untersuchung.

Für die Beurteilung der *chronischen Hepatitis* ist es wichtig, Aufschluß darüber zu gewinnen, ob der Prozeß noch fortschreitend bzw. aktiv, oder ob er ruhend, oder gar in Rückbildung begriffen ist. Dies ist meist nur durch eine „Längsschnittbeobachtung" möglich und letztlich nur durch wiederholte Untersuchungen und deren Vergleich näher abzuklären. – Gewiß gibt es auch bioptisch gesicherte Fälle von chronischer Hepatitis, welche negative Serumbefunde aufweisen; dies ist jedoch nur ein sehr geringer Prozentsatz, und diese fallen nicht mehr unter

die „aktiven" Fälle mit erhöhter Leistungseinbuße. Entscheidend ist also zunächst der Ausfall der erwähnten Serumbefunde neben dem klinischen Bild. Liegt danach eine aktive chronische Hepatitis vor, dürfte meist eine Leistungseinbuße über die Hälfte gegeben sein, zumal ein solcher Zustand Behandlung und körperliche Schonung erfordert. Daher kann es sich empfehlen, in solchen Fällen eine BU zunächst auf Zeit anzunehmen und Heilbehandlung einzuleiten. Ist die chronische Hepatitis bereits in eine Zirrhose übergegangen und zeigt diese bereits Dekompensationserscheinungen in Form von Zeichen portaler Stauung usw., muß naturgemäß höhere Leistungseinbuße auf unbestimmte Zeit angenommen werden. Es ist aber darauf hinzuweisen, daß auch bei histologisch festgestellten manifesten Leberzirrhosen die Prognose nicht in jedem Falle aussichtslos ist. Bei den „Hepatosen" (die meist als toxische Schädigung entstehen, bei Ernährungsschäden, Eiweißmangelzuständen, z. B. Folge der Gefangenschafts-Dystrophie, aber auch durch Gifte, Medikamente usw., besonders aber durch die Alkoholschädigung, die im Rahmen des „Luxuskonsums" erheblich zugenommen hat), ist vorwiegend die Frage der Leberfunktionsstörung (z. B. Bromthaleintest) entscheidend, da bei diesen die Serumlabilitätsproben und auch die Transaminaseteste meist zunächst noch längere Zeit normal sind. Bei diesen Hepatosen gibt es aber auch sekundäre hepatitische Prozesse, ebenso auch in einem kleineren Prozentsatz Übergang in die Zirrhose.
Ist bei ambulanter Untersuchung keine sichere Beurteilung möglich, ist klinische Untersuchung und Beobachtung erforderlich, die oft schon im Rahmen einer notwendigen Heilbehandlung geschehen kann. – Vor einer Überschätzung des erwerbsmindernden Wertes chronischer, kaum progredienter leichterer Leberschädigung ist zu warnen; für die sozialmedizinische Beurteilung ist auch der Kreis der für den Einzelfall in Betracht kommenden Berufstätigkeiten maßgebend. Für Tätigkeiten, die mit keinen wesentlichen körperlichen Anstrengungen verbunden sind, die z. B. unter Schutz vor Witterungsunbilden, schädlichen chemischen Stoffen usw. erfolgen, bedeutet eine stationäre chronische Leberschädigung ohne wesentliche Sekundärerscheinungen noch keine wesentliche Leistungseinbuße.

Leukämie (s. Blutkrankheiten, S. 70 ff.)

Lues cerebri

Die Erscheinungen der Lues cerebri leiten sich – im frühen dritten Stadium des Lues auftretend – von basaler Meningitis her:
Pupillenstörungen, Paresen der Nn. oculomotorius, trochlearis,
facialis, oft auch opticus. Daneben bestehen oft seelische Störungen, auch erhöhter Hirndruck. Zunächst ist vorübergehend
BU oder EU gegeben. Hier kann sachgemäß energische Behandlung noch zur Wiederherstellung der EF führen.

Bei *irreparablen Störungen* infolge *Übergreifens* der Erkrankung
auf die *Hirnsubstanz* und die Gefäße ist dauernde BU oder
auch EU anzuerkennen. – Die Diagnose ist durch nervenfachärztliche Untersuchung bzw. Beobachtung in einer Klinik zu
sichern.

Lungenblutung (s. Hämoptoe, S. 93)

Lungenemphysem

Lungenemphysem bedeutet *Lungenaufblähung,* „volumen pul-
monum auctum", d. h. das mittlere Luftvolumen zwischen Ein-
und Ausatmung ist größer als normal, die „Atemmittellage"
(Kern) ist erhöht. Hierbei muß man unterscheiden zwischen
dem *funktionellen* Emphysem und dem sog. *substantiellen*
Emphysem und den *Pseudoemphysemen. Funktionelle* Emphyseme entstehen bei forcierter Hyperpnoe (z. B. bei Glasbläsern,
Trompetern und Sängern) oder bei chronischer Dyspnoe (Atem-
stenosen durch Strumen, Tumoren, Bronchialspasmen beim
Asthma, pulmonale Dyspnoen durch Pneumonokoniosen, Zir-
rhosen usw.). Das *substantielle* Emphysem besteht in einer
Atrophie des Lungengewebes, die zum Schwund der Interal-
veolarsepten führt und so die Atemfläche verringert. Die weitere Folge ist dann Lungenblähung, meist mit Thoraxstarre (die
Ätiologie ist unbekannt, das Leiden betrifft meist ältere Männer). Weitere Folgen sind: durch Kapillarverengerung, Verrin-
gerung des Gefäßquerschnittes im Lungenkreislauf und damit
Druckerhöhung im übrigen Lungengefäßsystem, Überlastung
des rechten Herzens und Rechtsinsuffizienz.

Die *Pseudoemphyseme* (z. B. die „geblähte" Thoraxform bei
Fettleibigen, Zwerchfellhochstand in der Gravidität) sind keine
Emphyseme, sondern eher das Gegenteil, vertikal gedrängte
Lungen. Aber gerade in der Begutachtung führen diese Zu-

124

stände häufig fälschlich zur „Emphysem"-Diagnose! Die substantiellen Emphyseme führen zur BU, wenn sie stärkere Dyspnoe und Zyanose und beginnende Rechtsinsuffizienz aufweisen.

Die funktionellen Emphyseme haben an sich zunächst keine wesentliche Bedeutung für die MdE, wohl aber dadurch, daß sie mit anderen Zuständen gekoppelt bzw. deren Folge sind (Asthma, Silikose, chron. Bronchitis, Struma usw.) und sich die Beurteilung nach der gesamten funktionellen Einheit zu richten hat, – besonders nach der Frage des Ausmaßes einer obstruktiven, restriktiven oder gemischten Ventilationsstörung.

In jedem Falle von Lungenemphysem ist in der Beurteilung die Frage von Komplikationen (chron. Bronchitis, evtl. Bronchiektasen, bronchospastische Komponente usw.) und der Rückwirkung auf das Herz (Cor pulmonale, sekundäre Herzinsuffizienz?) entscheidend, insgesamt aber die Einschränkung der Lungenfunktion. – Hier muß versucht werden, Aufschluß über obstruktive oder restriktive Ventilationsstörung zu gewinnen, wobei oft schon einfache Untersuchungen des Atemstoßes, der Atemstromstärke, der Vitalkapazität usw. Auskunft geben können; ebenso ist die Frage von Belastungsdyspnoe oder gar schon vorhandener Ruhedyspnoe zu registrieren. Bei Zweifel über die vorhandene Leistungseinbuße beim Lungenemphysem ist spiroergometrische und gasanalytische Lungenfunktionsprüfung zu veranlassen.

Zur Beurteilung einer durch Lungenemphysem etwa bedingten BU ist schließlich auch die Art der Berufstätigkeit maßgebend, ob sie körperliche Anstrengung erfordert, etwa Einwirkung von Nässe, Kälte, oder auch Hitzearbeit, ob viel Staub, reizende Gase und Dämpfe einwirken können usw. Arbeiter, die solchen Einwirkungen ausgesetzt sind, können also eher durch ein Lungenemphysem berufsunfähig werden als andere.

Lungenentzündung

Sie bedingt im allgemeinen nur AUF im Sinne der Krankenversicherung. Ausnahmen machen evtl. nur „chronische Pneumonien", die – zumindest auf Zeit – Berentung verursachen können. Die möglichen Folgezustände und Nachkrankheiten (Lungenabszeß, Gangrän usw.) sind nach ihren Auswirkungen auf Organfunktion und Allgemeinzustand zu beurteilen. Lungenabszesse bedingen meist nur BU auf Zeit (in schweren Fällen auch EU auf Zeit); wenn sie durch konservative stationäre Behandlung nicht saniert werden können, bringt meist die Lobektomie noch Heilung.

Lungentuberkulose

„Offene Lungentuberkulose bedingt nicht schlechthin Inv. Das Interesse der Volksgesundheit steht zwar an erster Stelle, was aber nicht dazu führen darf, schematisch alle offenen Tuberkulösen für das allgemeine Arbeitsfeld als ungeeignet zu betrachten" (Entsch. RVA 13. 12. 1938).

Ob eine unkomplizierte „offene" Lungen-Tbc Berentung verlangt oder nicht, kann nur im Einzelfalle entschieden werden. Selbstverständlich bedingt die Tatsache vorhandener Ansteckungsfähigkeit von vornherein absolute BU für alle Tätigkeiten in Lebensmittelbetrieben, Küchenbetrieben, Lehrtätigkeiten usw.

Im allgemeinen wird eine „offene" Tbc auch meist eine frischere bzw. progrediente aktive Tbc der Lungen darstellen.

Frische aktive fortschreitende Tbc der Lungen, infiltrative Prozesse mit Einschmelzungen, Kavernen, produktiv-zirrhotische Prozesse in größerer Ausdehnung verursachen BU oder EU. Ob diese als zeitlich bedingte oder dauernde BU/EU anzusehen ist, kann nur im Einzelfall entschieden werden. Bei einem frischeren Prozeß, der bald einer Heilstättenbehandlung zugeführt wird und baldige Rückbildung aufweist, wird man zunächst nur BU auf Zeit für etwa ein Jahr annehmen. Handelt es sich um ausgedehntere Prozesse mit Neigung zur Progression und zu Zerfall, so ist auch EU auf Zeit bedingt.

Therapieresistente kavernöse Prozesse, bei denen auch operative Behandlung nicht mehr möglich ist, lassen dauernde EU annehmen. Inaktive stationäre tuberkulöse Lungenprozesse bedingen keine meßbare MdE, es sei denn, daß starke Schwarten, Schrumpfungsveränderungen, Verlust von einem großen Teil der Atemfläche usw. die pulmonale wie kardiopulmonale Funktion so stark einschränken, daß hiervon die Beurteilung bestimmt ist.

Als „aktiv" bezeichnet man im allgemeinen einen tuberkulösen Prozeß, bei dem Veränderungen vorhanden sind, d. h. sich neue Herde bilden, die vorhandenen sich verändern usw. Hierzu gehören auch: positiver Bazillenbefund, Veränderungen im Blutbild, Blutsenkungsbeschleunigung, Temperatursteigerung usw.

Als „inaktiv" kann ein tuberkulöser Prozeß bezeichnet werden, wenn nach Rückbildung ein Zustand erreicht ist, bei welchem längere Zeit (ca. 1 Jahr und mehr) hindurch keine Zeichen von Aktivität mehr zu beobachten sind. Es gibt auch tuberkulöse Formen, die man als „stationär" bezeichnen kann, obwohl sie noch „aktiv" sind, wenn die noch vorhandenen Zeichen von Aktivität sich über einen längeren Zeitraum nicht verändern. „Stationär" und „inaktiv" ist also nicht dasselbe!

Im allgemeinen wird aktive frischere einseitige Lungentuberkulose ohne Zerfall nur zeitliche BU für 1–2 Jahre bedingen. Wenn dann etwa ein halbes Jahr lang keine Zeichen von Aktivität mehr erkennbar sind, ist Entzug der Rente berechtigt. Mittelmäßig ausgedehnte Prozesse (exsudative Formen, Frühkavernen, beiderseitige ausgedehntere produktive Prozesse usw.), die z. T. offen sind, werden meist Zuerkennung von zeitlicher EU für ca. 1 Jahr verlangen. Kommt es während der Behandlung zur Rückbildung, bis zu einem Zustand, der bereits eine gewisse begrenzte Belastung zuläßt, so wird weiterhin nur noch BU anzunehmen sein. Ein Rentenentzug ist dann berechtigt, wenn Kavernen nicht mehr feststellbar sind und der Prozeß etwa ein Jahr geschlossen und stationär ohne sichere Aktivitätszeichen geblieben ist. Doppelseitige noch zum Fortschreiten neigende Prozesse bedingen meist längere EU, deren Dauer (und damit die Frage, ob EU auf Zeit oder dauernde EU zuerkannt werden muß) von der Entwicklung des Einzelfalles abhängt. – Bei Formen von Lungen-Tbc, die „geschlossen" sind, aber noch als „aktiv" bezeichnet werden müssen, die aber andererseits kein Fortschreiten zeigen und keine stationäre Heilbehandlung erfordern, wird im allgemeinen nur BU anzunehmen sein.

Bei der Kollapstherapie entscheidet zunächst der Ausgangsbefund. Nach Anlegung eines Pneumothorax wird meist für 1 bis 2 Jahre zeitliche BU angenommen werden müssen. Leichtere berufliche Tätigkeiten können bei wenig ausgedehnten Ausgangsbefunden schon etwa 1 Jahr nach Pneuanlage wieder aufgenommen werden. Bei Dauerkollaps durch Plastiken, Plomben usw. gelten für den Tbc-Prozeß selbst oben erwähnte Gesichtspunkte. Ist der Tbc-Prozeß dabei stationär und inaktiv geworden, ist die Herzkreislauf- und Atmungsfunktion ausschlaggebend für die weitere Beurteilung. Das gleiche gilt für die Zustände nach Segmentresektionen, Lappenresektionen oder Pulmektomien. Neben Herz- und Kreislauffunktionsprüfung, EKG und Spirometrie kann in Zweifelsfällen die ergospirographische Untersuchung notwendig und entscheidend sein.

Lupus vulgaris

Der Lupus hat durch moderne Behandlung seinen früheren Schrecken verloren und spielt auch zahlenmäßig nicht mehr die Rolle, wie früher. – BU kann durch Entstellung des Gesichtes bedingt sein, besonders bei Berufen mit Kunden- und Parteienverkehr.

Luxatio coxae congenita

Bei dieser besteht meist von jeher eine stärkere Beeinträchtigung der Geh- und Stehfähigkeit und körperlichen Beweglichkeit, so daß bei schwerer doppelseitiger Luxatio coxae congenita zu erwägen ist, ob überhaupt je eine EF im Sinne der RVO bestanden hat. War aber der Rentenbewerber beitragsberechtigt, so ist festzustellen, ob durch sekundäre arthrotische Prozesse oder andere Abweichungen im Laufe der Zeit ein Zustand eingetreten ist, der nunmehr dauernde BU bedingt. – Immer ist in solchen Fällen zu prüfen, ob nicht durch berufsfördernde Maßnahmen dauernde BU vermieden werden kann.

Luxationen

Sie bedingen im allgemeinen höchstens AUF im Sinne der Krankenversicherung.

Lymphknotenerkrankungen

Akute Entzündungen von Lymphknoten (Lymphdrüsen) sind nur sekundäre Erscheinungen bei anderen akuten Entzündungsprozessen in der Peripherie. Solche können nur kürzere AUF bedingen. Wenn aber bei einer Untersuchung chronisch vergrößerte Lymphknoten gefunden werden, so denke man an Tuberkulose, weiter an Lymphogranulomatose, lymphatische Leukämie oder Aleukämie, ferner auch an Lues und an Tumorenmetastasen.

Lymphoblastom, Lymphosarkom, Lymphoretikulose usw.

Sie sind klinischer Klärung und Beurteilung vorbehalten, so daß sich deren Darstellung in diesem Rahmen erübrigt.

Lymphogranulomatose (s. Blutkrankheiten, S. 70 ff.)

Magenkrebs (s. Krebs, S. 119 f.)

Magenleiden

Chronische Magen- und Darmkrankheiten, auch Magengeschwüre mit unerheblicher Beeinträchtigung des Ernährungs- und Kräftezustandes beschränken die EF mehr oder weniger, bedingen aber an sich noch keine BU, wenn nicht der Allgemeinzustand sehr stark in Mitleidenschaft gezogen ist oder sekundäre Veränderungen eine andere Beurteilung verlangen. – Bei längere Zeit bestehenden Magengeschwüren, z. B. mit Magenausgangsstenose oder dgl., auch mit deutlicher Blutarmut durch anhaltende oder wiederholte Blutungen sowie bei starker Körperreduktion usw., kann zeitlich begrenzte BU bedingt sein. Hierbei sind entsprechende Heilmaßnahmen einzuleiten und durch Nachuntersuchungen ist zu entscheiden, ob etwa dauernde BU vorliegt oder andererseits BF wiederhergestellt ist.

Die gerade bei Ulkus- und sonstigen Magenkrankheiten häufigen vegetativ-dystonischen oder psychischen (z. T. neurotisch fixierten) Störungen verzögern den Heilungsverlauf, indessen oft nur bis zu dem Zeitpunkt, an dem eine zusagende Tätigkeit gefunden oder die Bereinigung unerwünschter Umwelteinflüsse oder Konfliktsituationen erfolgt ist.

Die *akute Gastritis* ist kein Gegenstand der Begutachtung in der Rentenversicherung.

Die *chronische Gastritis* ist eine häufige (und in ihrem Krankheitswert meist überschätzte) Erkrankung, die auf verschiedenste Ursachen zurückgeführt werden kann, neben psychonervösen und vegetativen Einflüssen auch auf endogene (hormonale Störungen, Endotoxine usw.) und exogene Schädigungen (Tabak, Alkohol, falsche Lebens- und Ernährungsweisen usw.). Für die Diagnose ist die Röntgenuntersuchung des Magens entscheidend, ferner die Magensaftuntersuchung, notfalls auch

Stuhluntersuchung. Die Magenspiegelung (Gastroskopie) ist bei
ambulanter Untersuchung kaum zumutbar. Entscheidend für
die Beurteilung ist aber der allgemeine Ernährungs- und Kräftezustand. Nur bei stärkerer Abmagerung wird man bei der
chronischen Gastritis eine zeitlich begrenzte BU anzunehmen
haben. Hierbei ist auch die Art der Berufstätigkeit zu berücksichtigen! Die Verweisbarkeit auf andere (zuträglichere) Tätigkeiten ist jeweils zu überprüfen. – Wiederherstellung durch
geeignete Heilbehandlung ist zu erstreben. Eine solche (etwa
in Form von Brunnen- oder Bäderkuren mit mäßiger Diätetik)
ist aber zwecklos, wenn nicht ursächlich oder verschlimmernd
beteiligte Noxen abgestellt werden (ständige psychische Konfliktsituationen, Noxen durch Lebensweise, Genußgifte und
Suchten, mangelnde Kaufunktion, chronische Infektherde usw.).
Auf die sekundären Folgeerscheinungen chronischer Gastritis
kann hier nur hingewiesen werden: z. B. Eisenresorptionsstörungen mit Eisenmangelanämie, Vitaminresorptionsstörungen,
chronische dyspeptische Störungen.
Das *akute Ulkus* (auch mit akuter Blutung oder Perforation)
heilt meist in wenigen Wochen wieder aus (Perforation durch
Operation usw.), so daß hierdurch nur AUF im Sinne der KV
bedingt ist.
Anders verhält es sich mit der *chronischen Ulkuskrankheit*.
Diese verläuft meist periodisch, mit Schüben, wobei die jeweilige
floride Ulkus-Manifestation AUF bedingen kann, in schweren
Fällen darüber hinaus auch zuweilen zeitliche BU. Eine dauernde BU dürfte durch Ulcus ventriculi oder duodeni nie
bedingt sein, da das einzelne Ulkus durch konservative Behandlung bzw. notfalls durch Operation ausgeheilt werden
kann.
Die *Komplikationen* (Pylorusstenose, Narbenstenose, häufige
Blutungen, Ulkus-Penetrationen, gedeckte Perforationen usw.)
verlangen evtl. eine andere Beurteilung. Aber auch diese Komplikationen sind durch Operation meist zu beseitigen, so daß
auch hier zunächst nur zeitliche Berentung in Frage kommt;
Wiederherstellungsmaßnahmen (klinische HV usw.) sind zunächst angebracht. – Bei wirklich stark chronisch verlaufenden
Magenkrankheiten ist immer in erster Linie der Allgemeinzustand und der Ernährungs- und Kräftezustand für die Beurteilung entscheidend.

Magenoperation, Zustand nach

Nach Magenoperationen besteht AUF im Sinne der Krankenversicherung. Setzt sich diese über die Krankenhilfefrist fort,
kann zeitliche BU bedingt sein. Dauernde BU kann ein Zustand nach Magenresektion nur dann verursachen, wenn schwer-
wiegende chronische Komplikationen vorliegen. Die sog.
„Stumpfgastritis" wird meist überschätzt und ist auch meist
einer klinischen Behandlung zugänglich. Wesentlich ist für die
Beurteilung die röntgenologisch festzustellende Funktionstüchtigkeit des Magenrestes usw., ferner auch hier in erster Linie
der Allgemein- und Ernährungszustand. – Diarrhöen, die durch
Magensaftmangel nach Resektion bedingt sind, bedürfen der
Substitutionsbehandlung. Erscheinungen des „Dumping-Syn-
droms" (sofort nach dem Essen – besonders nach bestimmten
Speisen – auftretende Magenbeschwerden mit Schweißausbrü-
chen, Kreislauffunktionsstörungen usw. im Sinne gestörter Anpassung) können durch geeignete Diätetik hintangehalten werden, können aber auch in schweren Fällen (mit starken hypo-
glykämischen Störungen, Kollapsneigung, Schwächezuständen,
Körperreduktion) Berentung erfordern. Da bei diesem Komplex
oft eine psychische Überlagerung eine Rolle spielt, ist zur Beurteilung dieser Zustände zuweilen eine klinische Beobachtung
notwendig. Sekundäre Anämien (Eisenresorptionsstörungen!)
finden sich bei Magenresezierten oft und verlangen entsprechende Heilbehandlung, die meist nur stationär zum Erfolg
führt. Ein nach Magenresektion entstandenes „Ulcus jejuni
pepticum" verursacht meist heftige Schmerzen, neigt zu Blutungen oder zur Penetration usw. Ein solches erfordert meist Zuerkennung von BU – zunächst auf Zeit. Nachresektion ist meist
nicht zu vermeiden, sonstige Kuren sind zwecklos.

Magersucht

Magerkeit ist an sich kein Zeichen von geringerer Leistungsfähigkeit, sondern häufig eine charakteristische Eigenschaft von
Familien, deren Mitglieder durchaus leistungsfähig und lang-
lebig sind.

Krankhaft ist Magersucht, wenn sie sich im Stiller'schen Habi-
tus zeigt mit schlaffer Muskulatur, leistungs- und anpassungs-
schwachem Tropfenherz, Eingeweidesenkungen und Psychasthenie. Aber auch bei derartigen Konstitutionen ist – wenn Tbc

ausgeschlossen ist – die Lebensaussicht nicht ungünstig. – Neben
der *konstitutionellen* Magersucht gibt es auch eine *psychogene*
Magersucht! Diese Diagnose darf aber erst ausgesprochen werden, wenn die psychogene Komponente wirklich geklärt ist
und andererseits eine sekundäre organische Magersucht im
Rahmen konsumierender Krankheitsprozesse oder hormonaler
Systemerkrankungen (Simmonds'sche Krankheit, Sheehan-Syn-
drom, Addison, Marfan-Syndrom usw.) wirklich ausgeschlossen
ist. Die Beurteilung solcher Krankheitsbilder richtet sich nach
dem Grundleiden. Die konstitutionelle Magersucht bedeutet
keine MdE.

Malaria

Immer wieder wird von chronischer Malaria und noch viele
Jahre nach dem Verlassen der Infektionsgebiete von Malaria-
rückfällen gesprochen, ohne daß entsprechende Blutbefunde
nachgewiesen werden! Meistens handelt es sich dann um Fehl-
diagnosen!
Es gibt 3 Formen der Malaria: 1. tertiana, 2. die seltenere quar-
tana und 3. die bösartige tropica.
Von einer „chronischen" Malaria kann man nur in tropischen
Gebieten sprechen, wo es dauernd zu Superinfektionen kommt.
Rückfälle treten bei der *M. tertiana* nur 2 bis 3 Jahre nach
Verlassen der infektionsgefährdeten Gebiete auf, bei der *M.
tropica* nur innerhalb von einem ¾ Jahr.
Nur die *M. quartana* kann über längere Zeit, als die beiden andern Formen, noch zu Rückfällen führen (6–8 Jahre), ganz ver-
einzelt auch länger.
Herzmuskelschäden sind auch *nur bei der M. tropica* möglich
und auch nur dann, wenn es sich um die kardiale Verlaufsform dieser Erkrankung handelt. Bei ihr kann es auch zu zen-
tralnervösen Störungen kommen, wenn die komatöse Form der
Malaria tropica vorlag. Erwerbsmindernde Folgen der Malaria
gibt es sonst bei der modernen Behandlung und in unseren
Breiten nicht.

Manisch-depressives Irrsein (Zyklothymie – s. a. Geisteskrankhei-
ten, S. 89 f.)

Phasisch auftretende gehobene oder depressive Stimmungsla-
gen. Gelegentlich Mischbilder. Fast immer Selbstmordgefahr.

Bei akuter Phase besteht EU. Beurteilung der BU meist durch
Psychiater nötig!

Die Prognose des manisch-depressiven Irreseins ist günstiger
als die der Schizophrenie, da die Phasen abklingen und Remissionen über lange Zeit eintreten können. Auch sind hier Psy-
chopharmaka oft erfolgreich, so daß Klinikbehandlung anzustreben ist. Deshalb wird bei frischeren Fällen zunächst nur
zeitliche Berentung angebracht sein.

Menière'scher Symptomenkomplex

Beim Menière'schen Symptomenkomplex handelt es sich teils
um Ohrlabyrintherkrankungen (vertigo ab aura laesa), teils
um Krankheitsprozesse des N. octavus. Zunächst liegt AUF
vor, weiterhin ggf. vorübergehende oder dauernde BU. Immer ist aber beim Menière-Syndrom fachärztliche Klärung
erforderlich (HNO-fachärztlich, neurologisch, intern), denn
Menière-ähnliche Zustände kommen auch bei anderen Krankheiten vor (Arteriosklerose, Lues cerebri, Tabes, vegetative Dystonie mit neurozirkulatorischen Störungen auch im zerebralen
Gefäßbereich sowie als Neurosen! Ferner ist auch an organische
zerebrale Prozesse zu denken, wie Tumoren, Hirnabszesse usw.).
– Eine allgemeingültige Begutachtungsregel läßt sich daher nicht
aufstellen. Die Erfahrung, die bei sehr vielen unberechtigten
Rentengewährungen auf Grund der Diagnose eines „Morbus
Menière" (ohne fachärztliche Klärung, ob überhaupt otogene
Ursache möglich ist, ohne nervenärztliche Untersuchung!) ge-
wonnen wurde, läßt nur immer wieder mahnen, die Menière-
Diagnose nur zu stellen, wenn sie auf Grund von Untersu-
chungsergebnissen berechtigt ist.

Migräne

Nicht jeder anfallsweise und wiederholt auftretende Kopf-
schmerz kann als „Migräne" bezeichnet werden, wenn auch die
betreffenden Kranken meist gleich diese „Diagnose" präsentie-
ren! – Die *echte („endogene") Migräne* ist ein (z. T. familiär auf-
tretendes) Gefäßleiden, dessen Ursache auch heute noch nicht
genügend geklärt ist. Hormonelle Einflüsse können auslösend
beteiligt sein. Gekennzeichnet ist das Leiden durch streng halb-
seitige Kopfschmerzattacken, meist mit Flimmerskotom begin-

nend, dann auch zu Lichtscheu, Brechreiz und evtl. Erbrechen führend. Bei solchen Kranken kann der Anfall durch seelische Einflüsse ausgelöst werden, ebenso durch Magen-Darmstörungen usw. Bekannt sind auch Wechselwirkungen zwischen Migräneanfällen und epileptischen Anfällen bei Epileptikern.

Wir wissen heute, daß die rein „endogene" Migräne seltener ist, als früher angenommen wurde. Unter vielen früher als echte Migräne bezeichneten Zuständen verbergen sich migräneartige Mischformen, besonders in Form der *Zervikalmigräne* („migraine cervicale"), die auf Veränderungen der oberen Halswirbelsäule beruht (Bandscheibenveränderungen, Veränderungen der Atlas-Epistropheusgelenke und kleinen HWS-Gelenke mit Nervenwurzelreizerscheinungen im Bereich der oberen zervikalen Wurzeln, aber auch auf Veränderungen der Art. vertebralis in ihrem Verlauf, wobei bei bestimmten Lagen und Bewegungen der HWS deren Durchblutung gedrosselt werden kann). Diese zervikal-bedingten Migräneformen können durchaus mit dem klinischen Symptomenbild der „echten" Migräne verlaufen. Die Akten über die Genese aller dieser Migräneformen, einschließlich des sog. Art. basilaris-Syndroms, der Rolle der sog. „basilären Impression" usw. sind noch nicht geschlossen! Das Wechselspiel zwischen Nervenwurzelreizungen, Reiz sympathischer Regulationen und dadurch Gefäßregulationen ist hier sehr kompliziert, und von den einzelnen „Schulen" wird jeweils der eine oder andere Faktor mehr betont. Auch über die Rolle des „muskulären" Zervikalsyndroms (welches auch zervikale Migränezustände verursachen kann) besteht in der medizinischen Wissenschaft noch wenig Klarheit.

Bei der Beurteilung von Migränezuständen ist es daher wichtig, Veränderungen der HWS usw. klinisch und röntgenologisch zu klären, da beim Vorhandensein solcher Veränderungen entsprechende Behandlung oft den Zustand wesentlich bessern kann.

Oft handelt es sich bei Migräne-Kranken auch um psychisch labile Personen. Die Migräne allein ist noch kein Grund zu einer Berentung, sie kann höchstens vorübergehende AUF im Sinne der KV bedingen. Anders kann sie aber zu beurteilen sein, wenn schwere Veränderungen der HWS, evtl. auch posttraumatische Veränderungen damit verbunden sind (s. Bandscheibenschaden, S. 65 f.).

Miliartuberkulose

Die akute Miliar-Tbc führte vor der modernen Chemotherapie der Tuberkulose fast stets rasch zum Tode. Dies ist heute
durchaus nicht mehr die Regel. Sie kommt selten zu gutachtlicher Untersuchung. Wenn sie festgestellt und rechtzeitig behandelt wird, liegt EU zumindest auf Zeit vor. Für die weitere
Beurteilung (bei therapeutischer Beherrschung und Rückgang)
ist die Art und Ausdehnung der Folgezustände maßgeblich.
Siehe Lungentuberkulose, S. 126 ff.

Muskelatrophien

Bei Muskelschwund ist vor allem die Diagnose zu sichern und
festzustellen, ob es sich um einfachen Schwund infolge von
Untätigkeit handelt, oder um degenerative lokale Prozesse nach
Infektionskrankheiten (Typhus, Diphtherie) oder um progressive spinale Erkrankungen, oder um die idiopathische Dystrophia musculorum progressiva. Bei der Schilderung der Unter-
suchungsergebnisse darf nicht nur der bei der Besichtigung auf-
fallende Befund angegeben werden, sondern es müssen die
befallenen Glieder gemessen werden. Das ist zur Beurteilung
bei Nachuntersuchungen unbedingt nötig. Ebenso ist sorgfälti-
ger neurologischer Status zu erheben.
BU kann schon im Anfangsstadium für bestimmte Berufsgruppen vorliegen. Bei gesicherter Diagnose der progressiven spinalen Muskelatrophie, wie der Dystrophia musculorum progressiva in ihrem fortgeschrittenen Stadium, liegt meist BU vor.
Nachuntersuchungen erübrigen sich wegen des fortschreitenden
Charakters dieses Leidens, welches dann auch zur EU führen
kann.

Muskelrheumatismus

Der „Muskelrheumatismus" stellte früher eine häufige Diagnose
dar, die, nach unserer heutigen Kenntnis und Nomenklatur,
nur in seltensten Fällen akuter Form (Myositis *acuta* rheumatica) mit beschleunigter BKS, evtl. Eosinophilie usw. – meist
in Verbindung mit anderen akuten rheumatischen Manifesta-
tionen –, berechtigt ist. Einen „chronischen Muskelrheumatismus" gibt es nicht! Bei einer solchen Diagnose müssen immer
diagnostische Zweifel auftreten: in Betracht kommen Neuritiden, Blutgefäßkrankheiten, Knochen- oder Gelenkerkrankun-

gen, Wirbelsäulenveränderungen; bei „Brustmuskelrheumatismus": Erkrankungen der Pleura, Aortenaneurysma u. a.

Meist handelt es sich aber um muskuläre Verspannungs- und Reizzustände auf neuralem Wege, vorwiegend bei Wirbelsäulenerkrankungen mit Reizung segmentaler Nervenwurzeln. Die hierbei beobachteten Muskelhärten (Myogelosen) sind humoral und histologisch längst als nicht-rheumatisch, nicht-entzündlich erwiesen. Unter der früher häufig gestellten Diagnose des Muskelrheumatismus verbergen sich also meistens krankhafte Spannungszustände irgendwelcher Muskelgruppen auf dem Boden von Skelettveränderungen (Spondylarthrosen, Osteochondrosen der Wirbelsäule, andere Arthrosen, statische Fehlhaltungen und Fehlbelastungen an den Extremitäten und besonders der Wirbelsäule). Hier sind entsprechende Röntgenaufnahmen und auch oft fachorthopädische Untersuchungen nicht zu umgehen. Eine Zuerkennung von BU auf Grund der Diagnose eines „Muskelrheumatismus" ist also ein Unding!

Myodegeneratlo cordis

Sie bezeichnet kein scharf abgegrenztes Krankheitsbild. Mit ihr wird meist die chronische Herzmuskelveränderung durch latente Koronarsklerose mit Schwielenbildung usw. bezeichnet (besonders des Altersherzens), die zur Leistungsschwäche des Herzens führt. Die Beurteilung richtet sich daher nach dem funktionellen Leistungszustand des Herzens (s. Herzinsuffizienz, S. 100 ff.).

Myokardschaden (s. Herzmuskelschaden, S. 104 f.)

Nahrungsmittelschäden (quantitativ und qualitativ)

Hierbei können für die Begutachtung nur schwerere chronische Nahrungsmittelschäden in Frage kommen, bzw. deren Folgezustände. – Alimentäre Mangelzustände (Eiweißmangel-Dystrophie usw.) können erhebliche organische Schäden zurücklassen (auch nach alimentärer Beseitigung der Ursache), die nach ihren einzelnen Organ-Funktionsstörungen zu beurteilen sind (z. B. Leberschäden, chronische Fermentative Störungen, Herzmuskelschädigungen, Nervenschäden wie chron. Neuritis). Das gleiche gilt für die schweren Avitaminosen (z. B. Beri-Beri).

136

Nasenerkrankungen

Sie sind nur selten der eigentliche Grund zu einem Rentenantrag. Wohl aber ist die Behinderung der Nasenatmung wichtig bei der Beurteilung anderer Erkrankungen (z. B. chronische Bronchitis, Lungenemphysem, Bronchialasthma, kardiale Dyspnoe). In solchen Fällen ist immer zu prüfen, ob eine therapeutische Besserung, evtl. operative Sanierung die Voraussetzungen für eine Besserungsmöglichkeit des Hauptleidens schafft. Dies gilt besonders für die Überprüfung von Zweckmäßigkeit und Erfolgsaussicht von HV.

Nasennebenhöhlen

Eitrige Entzündungen der Nasennebenhöhlen machen, wenn durch die lokalen Beschwerden und die Fernwirkungen (Fokus!) der Allgemeinzustand gelitten hat, vorübergehend arbeitsunfähig. Bei jeder chronischen Kieferhöhlenentzündung ist der Verdacht auf Karzinom begründet, so daß fachärztliche Untersuchung nötig ist. Fachärztliche Behandlung (evtl. operativ) ist zunächst anzustreben. Bei den chronischen Entzündungen richtet sich die Beurteilung nach Art der Arbeit, Ort der Arbeit (Staub, Nässe, Kälte, reizende Gase).

Nebennierenerkrankungen

Hormonale Störungen seitens der Nebenniere können symptomatisch bei den verschiedensten Erkrankungen und chronischen „Stress-Wirkungen" vorkommen, fallen aber dann in den Rahmen dieser Erkrankungen, so daß sich eine gesonderte Besprechung erübrigt. An eigentlichen Nebennierenerkrankungen ist zu nennen der *Morbus Addison*. Hier handelt es sich um eine Unterfunktion der Nebennieren, meist infolge von Tuberkulose. Der gleiche Zustand kann jedoch auch durch luetische Veränderungen, Tumormetastasen, Embolien oder dgl. im Bereich der Nebenniere hervorgerufen werden. Im HormonStoffwechsel steht dann der primäre Aldosteronmangel im Vordergrund. Das typische Krankheitsbild mit Pigmentierung (auch in den Hohlhänden und in der Mund- bzw. Wangenschleimhaut) sowie der allgemeinen Adynamie mit Hypotonie, meist Bradykardie, niedrigem Blutzuckerspiegel, auch erniedrigtem Grundumsatz und Kochsalzspiegel des Blutes usw. bedingt in fortgeschrittenen Formen zweifelsohne eine starke Einschränkung der körperlichen Leistungskraft. Die Beurteilung hängt vom Einzelfall ab, meist ist ein klinisches HV erforderlich, um durch Hormonbehandlung noch Besserung anzustreben. Die Beurteilung wird meist auch nur klinisch zu erreichen sein.

Nephritis, Nephrose (s. Nierenleiden, S. 142 ff.)

Nervenlähmungen

Nervenlähmungen nach Verletzungen sind jeweils nach dem Funktionsausfall zu beurteilen. Die in den Rententabellen für Nervenlähmungen angegebenen Prozentsätze sind für die Begutachtung der BU nicht ohne weiteres zu verwenden oder zu übertragen. Bei Nervenlähmungen (z. B. Radialis- oder Ulnarislähmungen) kann in vielen Berufen BU vorliegen, die aber in frischeren Fällen zunächst als nur vorübergehend anzusehen ist. Oft tritt an bleibende periphere Teillähmungen im Laufe der Zeit Anpassung und Gewöhnung ein; wo dies nicht möglich ist, ist Beschaffung passenden Arbeitsplatzes oder Umschulung anzustreben. In anderen Fällen ist es möglich, daß solche peripheren Lähmungen die Leistung stärker beeinträchtigen und für den Körper hinderlicher sind, als wenn das betreffende funktionstüchtige Glied ganz fehlen würde; dies ist besonders bei schweren Kontrakturen usw. der Fall. Wo es möglich ist, ist aber auch in solchen Fällen die Wiederherstellung durch entsprechende Heilmaßnahmen (notfalls bis zur Amputation) und evtl. Umschulung anzustreben.

Neuralgien

Unter Neuralgien versteht man lange Zeit anhaltende oder anfallsweise auftretende Schmerzzustände in sensiblen Nerven bzw. in deren Ausbreitungsgebieten. Für deren Entstehung kommen die verschiedensten Ursachen in Frage, wie z. B. Stoffwechselstörungen (Gicht, Diabetes) oder Infektionen (Lues, auch akute Infektionen, besonders Virusinfektionen), weiter fokale Herde, Intoxikationen (z. B. durch Alkohol, Blei, Arsen, Quecksilber usw.), ferner auch traumatische und mechanische Einflüsse, wie z. B. alte Narben, Knochenexostosen und, besonders für die segmentären Neuralgien, die Veränderungen der Wirbelsäule. Letztere Gruppe stellt wohl die häufigsten Neuralgien

138

dar. Durch die Abgrenzung von segmentalen Sensibilitätsstörungen (Hyperästhesie, Hyperalgesie oder auch Hypästhesie usw.) kann z. T. exakt auf die entsprechenden Wirbelsäulenabschnitte geschlossen werden, von denen die segmentalen Wurzelirritationen ausgehen. Bei den wirbelsäulenbedingten Segmentalneuralgien handelt es sich meist nicht um chronische und irreversible Zustände, sondern um Wurzelreize, die einer Behandlung zugänglich sind. Die Beurteilung solcher Neuralgien (z. B. Plexusneuralgien der Arme, Interkostalneuralgien, Okzipitalneuralgie, Ischialgie) kann nur im Rahmen der Skelettveränderungen geschehen, von denen diese Nervenwurzelreize ausgehen. Bei diesen (s. Wirbelsäule S. 167 f.) ist in schweren Fällen BU auf Zeit anzunehmen und in erster Linie eine entsprechende Heilbehandlung einzuleiten. – Nur durch die echte *Trigeminusneuralgie* mit dicht aufeinander folgenden Anfällen und mit erheblicher Auswirkung auf den Allgemeinzustand kann dauernde BU gegeben sein.

Neurasthenie

Neurasthenie ist ein Sammelbegriff, unter dem man früher sowohl die psychogenen wie psychogen überlagerten funktionellen Störungen ohne nachweisbare organische Veränderungen sowie die vegetativ-nervösen Störungen zusammenfaßte. Es empfiehlt sich daher heute, in der Benennung eine Trennung vorzunehmen und die psychogenen Störungen und die Zustände „nervöser Erschöpfung" usw. unter der Bezeichnung „Psychasthenie" einzureihen, während die vorwiegend vegetativ-nervösen „Entgleisungen" in das Gebiet der „vegetativen Dystonie" gehören (s. S. 79 f). Es sei aber nicht verkannt, daß die Bezeichnung „vegetative Dystonie" inzwischen im medizinischen Sprachgebrauch weitgehend abgenutzt ist. Viele Ärzte der Praxis bezeichnen mit „vegetativer Dystonie" bereits psychogene Störungen! Deshalb spricht man vielleicht besser von vegetativen Regulationsstörungen, Fehlregulationen des vegetativen Nervensystems o. ä. – Jedenfalls ist eine Berentung unter der Diagnose „schwere Neurasthenie", wie es früher leider zuweilen mangels genügender diagnostischer Aufklärung geschah, heute ein Unding. Eine psychasthenische Einstellung und Haltung bedeutet keine wesentliche Einbuße der objektiven Leistungsfähigkeit; vegetativ-nervöse Störungen sind im Rahmen der gesamten organischen Störungen des betreffenden Organismus zu beurteilen.

Das neurasthenische Syndrom allein darf nie Grund zur Anerkennung von BU sein. Wenn ein Gutachter glaubt, daß eine „schwere Neurasthenie" oder „hochgradige Nervenschwäche" usw. in diesem oder jenem Falle eine stärkere Erwerbsbeschränkung verursache, dann solle er nervenfachärztliche Untersuchung veranlassen; nicht selten handelt es sich hierbei um endogene Depressionen oder latente Psychosen!

Neuritis (s. a. Ischias, S. 113 ff.)

Bei den unter der Bezeichnung Neuritis zusammengefaßten Erkrankungen peripherer Nerven, sowohl entzündlicher wie degenerativer Art, ist der Nerv in seinem ganzen Verlauf bis zu seinen Endverzweigungen anatomisch erkrankt *(Pette)* und es kommt zu Muskelatrophie, trophischen Störungen usw. Verursacht werden diese Neuritiden durch Erkältungen, Verletzungen, Überanstrengungen und vor allem durch Giftwirkungen (Alkohol, Arsen, Blei, Kohlenoxyd, Phosphor, Quecksilber), Stoffwechselgifte und Toxine bei Infektionskrankheiten (Diphtherie, Lues, Ruhr, Sepsis, Tuberkulose, Typhus), aber auch durch schwere chronische Wurzelschädigungen seitens Veränderungen der Wirbelsäule, oft im Verein mit anderen „auslösenden" Momenten, z. B. fokaltoxischer, infektiöser Art.

Das Wort „Neuritis" wird in praxi leider nur zu oft mißbraucht. Es muß immer wieder betont werden, daß eine Neuralgie (z. B. Armneuralgien bei Schultergelenksveränderungen oder beim „zervikalen Syndrom" auf Grund von Halswirbel-Osteochondrosen) nichts mit einer Nerven*entzündung* zu tun hat.

BU ist in vielen Fällen frühzeitig gegeben, je nach dem Befund an den Nerven (Entartungsreaktion) und seinen Auswirkungen, nach dem Grundleiden und dem Allgemeinzustand. Diese BU ist aber zunächst zeitlich zu begrenzen, da in frischeren Fällen Heilbehandlung vielfach aussichtsreich ist. Der Erkrankung einzelner Nerven steht die mehrerer Nerven, die *Polyneuritis* (oder „Polyneuropathie") gegenüber, die z. B. bei schwerem Diabetes oder auch bei Alkoholikern auftritt, und dann oft mit psychischen Störungen (z. B. in Form der Korsakow'schen Psychose) verbunden sein kann. Hier liegt zunächst BU auf Zeit, in schweren Fällen – die lange klinisch-stationäre Behandlung

erfordern – auch EU auf Zeit vor. Erst wenn klinische Heilbehandlungen keine Besserung erbrachten, ist der Vorschlag
dauernder Berentung angebracht.

Neurosen (s. a. Neurasthenie, S. 139 f.; Hysterie, S. 110 ff.; Psychopathien, S. 153 f.)

Bumke erklärte, der Begriff „Neurose" sei entbehrlich geworden, da er sich „in die nervösen Reaktionen und konstitutionellen Psychopathien und funktionellen Psychosen auflösen
läßt". Bei der Begriffsbestimmung der Neurose findet man verschiedene Standpunkte. Nach *Speer* „gestörte Erlebnisfähigkeit",
wobei jeder Mensch unter bestimmten Umständen neurosefä-
hig ist; nach *Schneider* und *Bumke* vorwiegend die Reaktions-
weise bestimmter psychopathischer Persönlichkeiten. Allen,
auch anderen Definitionen, ist der Hinweis auf die Erlebnis-
bzw. Anpassungsstörung (vom Konflikterlebnis her zu erfassen)
gemeinsam. – Die vier Formen der Neurosen sind nach *I. H.
Schultz:* Fremdneurosen, Randneurosen, Schicht- und Kernneu-
rosen. Sie lassen sich in der Praxis nicht so klar trennen. Nach
neuerer Definition *(Quandt)* wird die Neurose (besser gesagt,
die neurotische Reaktion) als *abnorme Erlebnisreaktion* aufgefaßt. Diese wird ausgelöst durch ein oder mehrere nicht entsprechend verarbeitete oder gelöste Konflikterlebnisse und manifestiert sich durch einen fortdauernden Leidenszustand der
gesamten Persönlichkeit, der sich von der Konfliktsituation allein her nicht verstehen läßt.

Zur neurotischen Reaktion neigen bestimmte Persönlichkeiten,
die man unter Zugrundelegung eines wertfreien Normbegriffes
als abnorm bezeichnet. Diese Persönlichkeiten werden durch
die neurotische Reaktion als psychopathische Persönlichkeiten
charakterisiert.

Die *traumatische Neurose* ist, wie *Stier* definierte „nicht als
Krankheit anzusehen, sondern sie ist eine Pseudokrankheit
und nichts weiter, als die seelische Reaktion von meist konstitutionell nervösen Menschen auf Wünsche und Hoffnungen
für die Lebenssicherung, im speziellen eine Reaktion auf das
Entschädigungsverfahren in seinem ganzen Umfange". – In
ihren Erscheinungsformen sind auch diese Neurosen so verschieden, wie die Menschen, die unter ihnen leiden.

Grundsätzlich hat auch der 3. Rekurssenat des BLVA am 24. 5.

1950 entschieden: „In der medizinischen Wissenschaft ist das Bestehen einer traumatischen Neurose, d. h. einer nervösen Störung, als Folge einer Verletzung nicht mehr anerkannt. Psychogene und hysterische Reaktionen bilden keine Schadensfolgen."

Im gleichen Sinne hatte bereits 1926 (30. 9.) das RVA hinsichtlich der *Rentenneurose* geurteilt, und das OVA Zwickau am 28. 1. 1936: „Funktionelle Neurosen" bedingen keine Inv. oder BU.

Unvorsichtige ärztliche Äußerungen (Atteste!), unzweckmäßige ärztliche Maßnahmen und das ängstliche Verhalten der Umgebung des Betroffenen können dahin führen, daß es im Einzelfalle dazu kommt, daß in verschiedenen Berufszweigen tatsächlich BU durch eine fixierte Neurose bedingt wird.

Veraltete Begriffe, wie „Herzneurose", „Magenneurose" usw. haben nichts mit den heutigen Begriffen der „Neurosen" zu tun und sind in gutachtlichen Äußerungen zu vermeiden. Diese alten Begriffe bezeichneten funktionelle Organstörungen ohne morphologisch-krankhaften Organbefund. An ihre Stelle sind heute weitere Erkrankungsbegriffe der Organe getreten, falls es sich nicht um vegetative Störungen handelt.

Kretschmers Ansicht zu den Neurosen: „Unter therapeutischen Gesichtspunkten muß eine Rentengewährung bei Neurosen prinzipiell und unter allen Umständen abgelehnt werden. Neurotischen Menschen muß man ärztlich einhelfen, aber man darf nicht durch Geldgewinn ihren Gesundheitswillen zerstören" (bzw. ihren schon gestörten Gesundheitswillen belohnend fixieren! Verf.).

Kretschmer weist auch auf die Folgen hin, die entstünden, wollte man aus sozialer Indikation heraus Neurosen berenten; es würden dann nicht nur die zahllosen Neurotiker berentet werden, sondern es würde eine „chronische Hysterisierung" von an sich heilungsfähigen Krankheits- und Verletzungsresten gezüchtet, auf Kosten des fleißigen und leistungswilligen Arbeiters.

Nierenleiden

   I. Erkrankungen des *Nierenparenchyms,*
  II. Erkrankungen des *Nierenbeckens und der ableitenden Harnwege,*

III. *Mischformen (Pyelonephritis)*.

I. a) *Akute diffuse Nephritis* = entzündliche Erkrankung des glomerulären Apparates: *Glomerulonephritis*. Sie kommt für die Begutachtung der BU und EU kaum in Betracht, da sie meist in der Zeit der Krankheit abläuft. Bleiben Blutdrucksteigerung, Albuminurie mit roten Blutzellen im Sediment, etwa auch Ödeme und Netzhautveränderungen bestehen, so handelt es sich um

b) *subakute Nephritis*, die zunächst nur zeitlich begrenzte BU (notfalls auch EU auf Zeit) bedingt, da geeignete (stationäre!) Behandlung mit strenger Diät etc. noch Wiederherstellung der Leistungsfähigkeit erzielen kann. HV ist in jedem Falle vorzuschlagen. Hält Blutdrucksteigerung und Nierenveränderung weiterhin an – über ein Jahr – und treten Zeichen von Niereninsuffizienz (erhöhter Reststickstoff und Blutharnstoff, Konzentrationsinsuffizienz, retinitis angiospastica) auf, so handelt es sich um

c) *chronische Nephritis*. Hier ist dauernde BU anzuerkennen, besonders wenn der Zustand der Niereninsuffizienz bestehen bleibt, so daß man von sekundärer entzündlicher Schrumpfniere sprechen kann. Zumeist treten auch Herzinsuffizienzerscheinungen hinzu.

Schwere Fälle von chronischer Nephritis mit erheblicher Hypertonie, Augenhintergrundsveränderungen, erheblicher Niereninsuffizienz und ständiger manifester Herzinsuffizienz verlangen Zuerkennung dauernder BU bis EU.

d) *Herdnephritis*. Sie ist eine septisch-embolische, rein örtliche Erkrankung eines oder mehrerer umschriebener Nierenbezirke des glomerulären Apparates (bei Angina, Diphtherie, Sepsis u. a.), die wohl Eiweißausscheidung im Urin zeigen kann und rote Blutkörperchen im Sediment, aber keine Hypertonie und keine Niereninsuffizienz verursacht. Die Herdnephritis pflegt auszuheilen. Die MdE richtet sich nach dem Grundleiden, das akut zu sein pflegt und für die Rentenbegutachtung nicht in Frage kommt. Bleibt aber ein Nierenabszeß zurück, so ist zunächst Berentung auf Zeit vorzuschlagen und weiterer Behandlungserfolg abzuwarten (evtl. Operation).

e) *Nephrosen* (sui generis) sind relativ selten. Es ist zu beachten, daß dies degenerative Nierenerkrankungen sind und meist Teilerscheinungen krankhaften Allgemeingeschehens im Organismus! (Lues, Tbc, chronische Eiterungen, Osteomyelitis, Graviditätstoxikosen, Eiweiß-Stoffwechselstörungen usw.). Die pathologisch-anatomische Differenzierung (Lipoidnephrose, Amyloidniere usw.) ist in vita nicht ohne klinische Spezialuntersuchungen möglich.

Ihre Beurteilung richtet sich nach dem Allgemein- und Grundleiden. Die Nephrose an sich verursacht keine eigentliche Niereninsuffizienz und bedingt *ihrerseits* zunächst noch keine dauernde BU, verursacht aber BU (in schweren Fällen auch EU) auf Zeit, wenn z. B. große Ödeme vorliegen. Durch geeignete stationäre Behandlung kann meist noch erhebliche Besserung erzielt werden.

Mischformen (Nephrose mit nephritischem Einschlag oder Nephritis mit nephrotischem Einschlag) müssen nach der Stärke der etwaigen Niereninsuffizienz und ihrer Auswirkung auf den Allgemeinzustand (Ödeme, Kreislauf, Herz, evtl. Anämie) beurteilt werden.

f) *Nephrosklerose* ist eine vaskuläre Nierenerkrankung. Man pflegt benigne und maligne arteriosklerotische Nephrosklerosen zu unterscheiden. Die *benigne* mit leichter Niereninsuffizienz und leichtem entsprechenden Urinbefund bei allgemeiner Arteriosklerose mit mäßiger Blutdrucksteigerung einhergehend, kann oft jahrelang bestehen und ihrerseits die EF nicht besonders mindern; BU ist dann noch nicht gegeben, falls nicht Kreislaufbefund und Herzversagen dies erfordern. Die *maligne Nierensklerose* mit progredienter Niereninsuffizienz bis zur „stillen" Urämie und *blassem Hochdruck*, Isosthenurie und hohen Reststickstoff- usw. Befunden bedingt BU bis EU.

g) *Nierentuberkulose* bedingt, ganz abgesehen von sonstigen Tbc-Befunden, meist dauernde BU, wenn ihre praktische Heilung noch nicht abzusehen ist, sowie EU auf Zeit, wenn monatelange stationäre Krankenhaus- oder Heilstättenbehandlung erforderlich ist. Nach günstigem

Operationserfolg und sicher gesunder und funktions-
tüchtiger Restniere (und Fehlen sonstiger aktiver Tbc
anderer Organe) ist BU nicht mehr gegeben, ebenso wenn
nach konservativer chemotherapeutischer Behandlung keine Aktivität des tuberkulösen Prozesses mehr angenommen werden kann und keine Niereninsuffizienz besteht.

h) *maligne Nierentumoren* verursachen zunächst EU, verlangen aber sorgfältige (klin.) Diagnostik, da ohne eine
solche die Beurteilung der MdE und der weiteren Vor-
aussage nicht möglich ist. – Nach Operation von Nierentumoren gelten im wesentlichen die gleichen Gesichtspunkte wie für andere erfolgreich behandelte Krebs-
erkrankungen (S. 119 f.).

II. a) *Nierenbeckenentzündung: Akute Pyelitiden* verursachen
AUF, kommen aber für die Rentenbegutachtung nicht in
Betracht.

Chronische und chronisch-rezidivierende Nierenbecken-
entzündungen verlangen zur Beurteilung eine sorgfältige
urologische Diagnostik (bakteriologisch, Zystoskopie mit
Harnauffang beider Nierenbecken, getrennt, röntgenologische Diagnostik!), da die chronische Pyelitis fast stets
kein Leiden sui generis ist, sondern bedingt wird durch
Harnwegsteine, Anomalien des Harnleiterverlaufs, Kom-
pressionen der Harnwege, durch andere intraabdomi-
nelle Veränderungen, Knickungen, Hydronephrosen usw.
– Sehr häufig verbirgt sich hinter der chronischen Pyelitis
eine chronische Tuberkulose der ableitenden Harnwege! –
Jede chronische Pyelitis muß urologisch-diagnostisch geklärt werden. Erst danach ist zu beurteilen, ob BU vorliegt, und ob sie als vorübergehend oder als dauernd anzusehen ist.

b) *Nierensteinleiden* führen bei wiederholten Koliken mit
Verschluß des Nierenbeckens zu Hydronephrose (s. d.)
oder durch Druckwirkung bei großen Steinen, ferner bei
Infektionen zu fortschreitendem Untergang von Nieren-
gewebe. In solchen Fällen besteht dauernde BU. BU auf
Zeit ist zunächst auch bei Möglichkeit der operativen
Beseitigung anzunehmen. Bei absolut einseitiger Erkran-
kung ist Operation angezeigt. Auch bei ausgeführter
Nephrektomie, selbst beim komplikationsfreien Verlauf,

pflegt die BU erst nach ½ bis ¾ Jahr beseitigt zu sein.
Entscheidend ist natürlich die einwandfreie Funktion der
erhaltenen Niere.

c) *Hydronephrose.* Jede Hydronephrose bedingt funktionelle Minderwertigkeit der befallenen Niere. Es besteht
vorübergehende BU, denn nach Beseitigung des Abfluß-
hindernisses sind die hydronephrotischen Veränderungen noch weitgehend rückbildungsfähig.

III. Das heute fast häufigste Nierenleiden stellt die Misch-
form von Entzündungen des Nierenbeckens und des
Nierenparenchyms dar, die *Pyelonephritis.* Hierbei handelt es sich um chronisch aufsteigende Infektion des
Nierenbeckens, und von dort aus übergreifend auf das
Nierenparenchym, zunächst mit entzündlichen intersti-
tiellen Infiltraten im Papillenbereich. Im weiteren Verlauf kann schließlich die chronische Pyelonephritis zum
gleichen Erscheinungsbild führen, wie die primäre Glomerulonephritis. Meist aber ist ein langer Weg dorthin
– und die chronische Pyelonephritis kann jahrelang la-
tent und erscheinungsarm bestehen, so daß sie meist
nicht frühzeitig diagnostiziert wird, bis sie sich plötzlich
gravierender manifestiert. Dann finden sich geringe Ei-
weißausscheidungen, Bakteriurie, Zylinder im Sediment,
besonders die sog. Leukozyten-Zylinder, bis schließlich
das Krankheitsbild auch zur Blutdrucksteigerung und
zur Niereninsuffizienz führen kann, so daß sich dann
Konzentrationseinschränkung und vermehrter Blutharnstoff usw. zeigen. Schon vorher kann das morphologische
Bild des Nierenbeckens im i. v.-Pyelogramm typisch für
die Diagnose einer Pyelonephritis sein. – Die Pyelonephritis ist in ihren z. T. langen Latenzstadien durch
entsprechende Chemotherapie usw. behandlungsfähig
und schränkt zunächst die EF kaum ein. Ist aber bereits der
Allgemeinzustand in Mitleidenschaft gezogen und zeigen
sich schon Symptome der Niereninsuffizienz, dann kann
die Pyelonephritis BU verursachen, zunächst besonders
für Berufe, bei denen die Arbeit mit körperlicher Anstrengung, Einwirkung von Hitze, Kälte usw. verbunden
ist. In jedem Falle ist aber entsprechende Behandlung
und Versuch der Wiederherstellung einzuleiten!

Nierenverlust (Nephrektomie)

Der totale Verlust einer Niere durch Operation bedingt bei glattem Verlauf zunächst vorübergehende BU, soweit nicht ein Grundleiden vorliegt, das eine andere Beurteilung erfordert. Die Funktion der verbliebenen Niere entscheidet das weitere Schicksal. Klinische Untersuchung (Facharzt!) ist nicht zu umgehen (Volhard'scher Versuch, Reststickstoff-Bestimmung, Beobachtung des Blutdruckes usw.). Auch sind etwaige Verwachsungen der Baucheingeweide, Narbenbrüche, die körperlich Arbeitende in ihrer Leistungsfähigkeit erheblich einschränken können, zu berücksichtigen. Weiterhin sind Nachuntersuchungen auch bezüglich des Grundleidens, das die Nephrektomie nötig machte, erforderlich. Im allgemeinen ist 1 Jahr nach Entfernung einer Niere, wenn keine Komplikationen vorlagen, keine Annahme von BU mehr berechtigt.

Normalgewicht

nach *Bornhardt:* Körperlänge $\times$ mittlerer Brustumfang: 240;
nach *Broca:* Körperlänge (cm) – 100 kg.
Die Broca'sche Formel gibt nur sehr groben Anhalt beit mittlerer Körperkonstitution, ist aber unzureichend bei konstitutionellen Asthenikern, bei denen die Berücksichtigung des Brustumfanges in der Bornhardt'schen Formel den Verhältnissen besser Rechnung trägt.

Nucleus-pulposus – Erkrankungen (s. Wirbelsäule, S. 167 f.; Osteochondrose, S. 148 f.; Bandscheibenschaden, S. 65 f.)

Ohnmachten

Mit Ohnmacht werden Bewußtseinsverluste bezeichnet, die sehr verschiedene Ursachen haben. Sie können harmloser Art sein (bei neurozirkulatorischer Dystonie, auch nach Überanstrengungen), aber auch sehr ernster Natur. Jede Ohnmacht verlangt Feststellung der Ätiologie, und erst dann ist die Beurteilung möglich.

Ohrenleiden

Schwerhörigkeit, ja selbst doppelseitige Taubheit unkomplizierter Art, rechtfertigt nicht schlechthin die Annahme einer BU, besonders nicht beim Vorliegen von *angeborener* oder in

der Kindheit erworbener Gehörstörung. Denn mit dieser (bis
zur Taubheit) ist der Versicherte ja ins Arbeitsleben und in die
Versicherung eingetreten! Anders ist *erworbene* Schwerhörigkeit bis Taubheit zu bewerten. Hier ist die berufliche Tätigkeit
entscheidend, auf die der RB verwiesen werden muß bzw. kann.
Erworbene Gehörstörungen verursachen meist BU bei Musi-
kern, Lehrern usw.

Bei Erkrankungen des Vestibulums, septischen und pyämischen
Prozessen kann vorübergehende BU vorliegen, bei schweren
Befunden oder höherem Alter auch dauernde.

Handelt es sich nicht um ganz klare Zustände, ist immer oh-
renfachärztliche Begutachtung erforderlich, schon zur Ausschal-
tung etwaiger Aggravation oder Simulation.

Osteochondrose (s. a. Wirbelsäulenerkrankungen, S. 167 f.; Bandscheibenschaden, S. 65 f.; Kreuzschmerzen, S. 120)

Mit Osteochondrose werden die Verschleißerkrankungen der
Zwischenwirbelscheiben bezeichnet, die eine Höhenabnahme
des Zwischenwirbelraumes bewirken, anschließend Sklerosie-
rung der benachbarten Spongiosa der Wirbelkörper (Grund-
und Deckplatten) und Knochenzackenbildungen an den Wirbel-
körperrändern verursachen. Wenn die Osteochondrose von einem dorsalen Bandscheibenprolaps begleitet ist, tritt das Bild
des Bandscheibenvorfalles auf, welches zumindest zeitliche Berentung bedingen kann (s. a. Ischias, S. 113 ff.; Bandscheibenschaden, S. 65 f.). Die bloße röntgenologische Diagnose einer
Osteochondrose an einer oder mehreren Stellen der Wirbelsäule berechtigt nicht zur Annahme einer höheren MdE, sofern nicht objektivierbare neurologische Störungen gegeben
sind.

Es ist bekannt, daß die „Schwere" der röntgenologischen Wirbelsäulenveränderungen (bzw. das Ausmaß der ins Auge fal-
lenden Abweichungen) keineswegs mit dem klinischen Bild
bzw. dem Schmerzsyndrom parallel geht. Im Gegenteil finden
wir schwere Reizzustände oft dort, wo im Röntgenbild noch
keine deutlichen Zwischenwirbelraumverschmälerungen sichtbar sind, sich aber evtl. bei Myelographie ein Stop durch Bandscheibenprolaps zeigt; auf der anderen Seite zeigen die Rand-
zacken- und Spangenbildungen die natürliche Gegenreaktion
zur Abstützung des kranken Bewegungssegmentes, und dann

sind oft gar keine Wurzelreizerscheinungen mehr nachweisbar. *Reischauer* weist darauf hin, daß in dem betreffenden Segment viel mehr „Ruhe" ist, wenn die Spondylosis „den Grabhügel über dem Bandscheibenschaden gebaut hat". Entscheidend sind also immer die objektivierbare Bewegungseinschränkung und besonders die segmentären Nervenwurzel-Reizerscheinungen bei der Beurteilung.

Paralysis agitans (Morbus Parkinson)

Das ständige Muskelzittern dieser „Schüttellähmung", das bei intendierten Bewegungen zunächst geringer wird, um sich bei „Zielerreichung" wieder zu verstärken, ist von einer gewissen Muskelstarre (Tonussteigerung bis zum Rigor) begleitet und beruht auf einer Erkrankung des striären extrapyramidalen Systems. Es ist ein fortgeschrittenes Leiden auf der Basis zerebralsklerotischer Veränderungen – nicht zu verwechseln mit dem postenzephalitischem Parkinsonismus (s. S. 150), obwohl sich die Endstadien gleichen können. In den Anfangsstadien der Paralysis agitans kann BF für bestimmte Berufe noch erhalten sein, in anderen aber frühzeitige BU eintreten. Ist der Muskelrigor stark fortgeschritten, ist oft neben dauernder BU auch EU anzunehmen, wenn die einfachsten manuellen Tätigkeiten zu einem „langen Kampf mit dem Rigor" werden. (Meist besteht ja dann auch daneben ein stärkerer Persönlichkeitsabbau!)

Paralysis glossopharyngolabialis (progressive Bulbärparalyse)

Degenerative Prozesse in den motorischen Zentren der Medulla oblongata liegen den Erscheinungen zu Grunde, wohl meist im Rahmen der amyotrophischen Lateralsklerose. Oft stehen hierbei erst die Erscheinungen der progressiven spinalen Muskelatrophie (Duchenne-Aran) im Vordergrund – Handmuskelatrophie, manuelle Ungeschicklichkeit usw. –, zuweilen erst die Schluckstörungen der progressiven Bulbärparalyse. Deren Beginn ist schleichend. Zu den anfangs geringen, bald zunehmenden Lähmungen des V, VII, IX, X (Vagus accessorius) Hirnnerven treten im weiteren Verlauf Zeichen der weiteren Symptomatik der amytrophischen Lateralsklerose hinzu. Dann ist dauernde BU und in ausgeprägten und fortschreitenden Krankheitsbildern auch EU gegeben.

Paralysis progressiva (luetica)

Die vielgestaltigen Erscheinungen der spätluetischen Erkrankung des Zentralnervensystems werden in ihren Anfängen oft verkannt, als Neurasthenie gedeutet oder infolge der häufig vorliegenden euphorischen Stimmung des Kranken unterbewertet. WaR im Blut ist nicht selten negativ, im Liquor cerebrospinalis aber immer positiv.

In den Anfangsstadien ist nur vorübergehende BU anzunehmen, da durch große Penicillinkuren und Fieberbehandlung (z. B. Malariakuren) in etwa ⅓ der Fälle die EF wiederhergestellt werden kann. HV ist also zunächst nötig.

Im weiteren, zum geistigen und körperlichen Verfall führenden Fortschreiten der Krankheit liegt dauernde BU und im fortgeschrittenen geistigen Defekt auch EU vor, wobei Verlaufsform, Komplikationen und Sonderformen („paralytische" Anfälle apoplektiformer oder epileptiformer Art, Kombination mit Tabes dorsalis usw.) entscheiden.

Parkinsonismus, postenzephalitischer

Der postenzephalitische Parkinsonismus ist eine Schüttellähmung, die als Folge von akuter Encephalitis lethargica mit degenerativen Prozessen in den Stammganglien auftritt. Sie schließt sich manchmal an die akute Erkrankung an, öfter tritt sie nach jahrelanger Latenzzeit (bis zu 15 Jahren!) hervor. Anfangsstadien brauchen noch keine BU zu bedingen, außer wenn der Schütteltremor und die Muskelrigidität Feinarbeit, Schreibarbeiten usw. bereits verhindern. Gröbere Arbeiten sind oft noch lange Zeit zumutbar und fortgesetzt ausführbar. Sind die Erscheinungsformen aber fortgeschrittener (mimische Starre, „Salbengesicht", Pillendreherbewegung, Propulsionsgang, auch geistiger Abbau) liegt dauernde BU vor. Verhindert der Rigor auch einfache, leichte Arbeiten, ist dann auch EU bedingt.

Pemphigus (s. a. Hauterkrankungen, S. 95 f.)

Bei langer Dauer der gutartigen Formen kann vorübergehende BU vorliegen; bei den bösartigen, sowohl des Pemphigus vulgaris wie foliaceus, auch dauernde BU.

Pluriglanduläre Insuffizienz (s. Insuffizienz, pluriglanduläre, S. 113)

Pneumonokoniosen (s. Staubinhalationskrankheiten, S. 161;
Silikose, S. 160)

Polyarthritis rheumatica

Die P.rh. *acuta* kommt für die Rentenbegutachtung selten in
Betracht.

Die P.rh. *chronica* hat um so größere Bedeutung:
Hier unterschied man früher:
a) die *sekundär-chronische Polyarthritis,*
b) *primär-chronische Polyarthritis* (PcP)

Zu a): Die Existenz der sekundär-chronischen Polyarthritis wird
heute mehr und mehr bezweifelt, da Ätiologie und Pathogenese der akuten Polyarthritis (rheumatisches Fieber) von der
des chronischen Gelenkrheumatismus scharf getrennt wird. Einige Schulen halten aber noch daran fest, daß es Verlaufsformen von rheumatischem Fieber gibt, die in die chronische Form
übergehen können. Klinisch und beurteilungsmäßig kann man
diese Formen von der PcP kaum trennen.

Zu b): Die primär-chronische Polyarthritis (im angloamerikani-
schen Schrifttum als „rheumatoide Arthritis" bezeichnet) verläuft entweder von Beginn an schleichend, oder in Schüben mit
höherer Aktivität, zwischen denen Stadien scheinbarer Inakti-
vitäten liegen können. Ihr Verlauf ist unberechenbar. Frauen
sind häufiger befallen als Männer, oft beginnt die Krankheit
im Klimakterium. Infolge des zuweilen über Jahrzehnte fortschreitenden Verlaufes ist die Krankheit sozialmedizinisch ein
großes Problem, da sie oft zu frühzeitiger Dauerinvalidität
führt. In der Therapie haben die Kortikosteroide leider auch
keine wesentliche Verbesserung der sozialmedizinischen Prognose erbracht. Immerhin kann durch die moderne Behandlung
mit balneologischen Maßnahmen usw. zeitweiliger Stillstand
oder längere Remission oft erzielt werden. Deshalb ist HV bei
der PcP besonders in den frühen Stadien angezeigt und erfolgversprechend, wenn auch oft erst nach Wiederholungskuren.

Die amerikanische Rheuma-Gesellschaft hatte 1958 für die
Diagnose der PcP die diagnostische Einteilung in: klassische
PcP, eindeutige PcP, wahrscheinliche und mögliche PcP aufge-
stellt. Hierbei sollen für die klassische PcP alle diagnostischen
Kriterien erfüllt sein, für die eindeutige PcP mindestens 5 spe-
zielle Kriterien, während bei noch nicht langer Dauer und nur

einzelnen Kriterien man von wahrscheinlicher oder möglicher
PcP sprechen sollte. – Differentialdiagnostisch sind jedenfalls
die Arthrosen abzugrenzen, ebenso die symptomatischen Ar-
thritiden bei anderen Infektkrankheiten, die echte Gicht, Veränderungen bei vertebragenen Schulter-Handsymptomen usw.
Die Diagnose der PcP sollte also nicht nur durch die typischen
klinischen Symptome, sondern auch durch die typischen Veränderungen im Röntgenbild und die humoralen Befunde (beschleunigte BKS, positiver Latex-Test, CRP usw.) erhärtet sein.
Wenn die PcP (die ja sehr oft mit Befall der Fingergelenke beginnt) schon eine BU bedingt, hängt sie zum großen Teil von
den Berufstätigkeiten ab, auf welche die Kranken zu verweisen
sind; hierbei ist es die Frage, ob wirkliche Gebrauchseinschrän-
kungen der Hände zur manuellen Berufsarbeit deren Fortsetzung nicht mehr gestattet. Das gleiche gilt für PcP-Befall der
Fußgelenke, Kniegelenke usw. bei Personen, mit vorwiegend
im Stehen und Gehen ausgeübter Berufstätigkeit. Hier muß
also im Einzelfall entschieden werden, ob BU anzunehmen ist.
In fortgeschrittenen Fällen mit hochgradigen Gelenkveränderungen, Teil- oder Totalversteifungen sowie bei sekundären
Krankheitserscheinungen (besonders Anämie!) ist nicht selten
auch dauernde EU gegeben.
In letzter Zeit gewinnt die operative Behandlung (Synovekto-
mie) an Bedeutung. Über die sozialmedizinische Bedeutung
dieser Behandlungsmethode ist noch keine Überschau möglich.

Polyneuritis (s. Neuritis, S. 140 f.)

Polyzythämie (s. Blutkrankheiten, S. 70 ff.)

Prostatahypertrophie (s. a. Harnblasenerkrankungen, S. 93 f.; Harn-
röhrenverengungen, S. 94 f.)
Die Vergrößerung der Vorsteherdrüse ohne Komplikationen
bedingt keine BU. Hinzutreten von Blasenkatarrh und Entzündungen können die EF entscheidend beeinträchtigen. Zunächst
ist vorübergehende BU anzusetzen, wenn Harnverhaltungen
auftreten, stärkere Pollakisurie und Nachträufeln sehr hinder-
lich werden, größere Restharnmenge besteht usw. Durch fachurologische Behandlung (z. B. Prostataresektion) kann die zeitliche BU oft wieder beseitigt werden.

Bei jeder progredienten Prostatahypertrophie denke man an die Möglichkeit maligner Entartung!

Prozesse, hirnorganische (s. Hirnerkrankungen S. 107 f.)

Psoriasis vulgaris

Dieses chronische Hautleiden bedingt kaum jemals EU, kann aber BU verursachen, wenn sehr große Ausbreitung, oder wenn hochakute Schübe mit Komplikationen (psoriatische Arthropathie) bestehen. Die BU ist aber stets zunächst nur als zeitlich begrenzte anzusehen und fachklinische Behandlung (als HV) einzuleiten. Bei schweren Komplikationen und Therapieresistenz sehr ausgedehnter Psoriasis kann diese erst zu dauernder BU führen, besonders in bestimmten Berufen, wo sichtbare Psoriasisstellen abstoßend wirken können, die zuweilen „fliegende" Hautschuppung unappetitlich wirkt usw.

Psychasthenie (s. Neurasthenie, S. 139 f.)

Psychopathien

Psychopathen sind Persönlichkeiten mit *Defekten* im Bereiche des *Gefühls* und des *Willens*, die infolgedessen den Anforderungen des täglichen Lebens gegenüber versagen. Die Beurteilung ist schwierig. Manche können unter für sie günstigen Umständen und Umweltbedingungen (Zeit, Ort, Arbeitgeber, Mitarbeiter) leistungs- und erwerbsfähig sein. Wird triebschwachen Psychopathen mittleren Alters vorzeitig die Rente gewährt, so „bedeutet das in den meisten Fällen die endgültige Verurteilung zum Dasein eines ausgeschalteten seelischen Krüppels" (*K. Schneider*).

Asoziale, explosible Psychopathen können berufsunfähig sein – wenn sie praktisch einem Geisteskranken gleich zu achten sind –, wobei dann auch Anstaltspflege notwendig werden kann. Mit der Anerkennung von BU empfiehlt es sich aber, bei Psychopathen äußerst zurückhaltend zu sein und in solchen Fällen die Begutachtung dem Fachpsychiater oder der Klinik zu überlassen.

An sich ist eine (ärztlicherseits veranlaßte) Berentung einer Psychopathie immer ein Fehler, aber es gibt Fälle, wo auch der Fachpsychiater keine sichere Grenze mehr zwischen Psychopathie und „organischer" Psychose ziehen kann (siehe auch Neurosen, S. 141 f.).

Psychosen (s. Geisteskrankheiten, S. 89 f.)

Pyelitis, Pyelonephritis, (s. Nierenleiden, S. 142 ff.; Harnblasenerkrankungen, S. 93 f.)

Quincke's sches Ödem

Hier handelt es sich um angioneurotisch bedingte umschriebene Ödeme, die zu den vasomotorischen Neurosen gehören, welche akut auftreten und flüchtig sind, oder Stunden bis Tage anhalten können. Bei diesen Ödemen hinterläßt Fingerdruck meist keine Delle! Der akute Zustand an sich kommt für die Rentenbegutachtung nicht in Frage, aber jeder mit diesem Leiden Behaftete befindet sich wegen der Möglichkeit eines Glottisödems, das sich zwar selten einstellt, in Lebensgefahr. Beurteilung ist nur nach dem Allgemeinzustand und den sonstigen Erscheinungen im Einzelfalle möglich, wobei evtl. Allergien zu berücksichtigen sind.

Raynaud's sche Gangrän

Die auf Gefäßspasmen zurückzuführende Erkrankung tritt symmetrisch an den Händen (meist bei Frauen) auf und führt zu Gangrän an den Fingern. Die immerhin seltene Erkrankung bedingt meist BU; sie wird aber öfter diagnostiziert, als sie wirklich vorhanden ist, und fälschlich wurden zuweilen passager auftretende Gefäßspasmen in den Händen (vertebragen durch Sympathikusreiz ausgelöst) als „Raynaud'sche Krankheit" bezeichnet, obwohl es sich bei diesen nur um ein Symptom handelt.

Rentenneurosen (s. a. Neurosen, S. 141 f.)
Sie sind kein Grund zur Annahme von BU.

Rheuma (s. a. Gelenkrheumatismus, S. 90; Muskelrheumatismus, S. 135 f.; Arthrosis, S. 60 f.; Polyarthritis rheumatica, S. 151 f.)
Bei ungeklärten „rheumatischen Beschwerden" handelt es sich vielfach um psychasthenische Personen mit Ausweichbestrebungen, Flucht in die Krankheit und ähnliches. – Aber die

Diagnose „*Rheuma*" ist oft *eine Fehldiagnose,* denn „*rheumatische*" (besser gesagt myalgische oder arthralgische) Beschwerden kommen bei vielerlei Erkrankungen vor (z. B. Bluthochdruck, peripheren Gefäßänderungen, fokalen und allgemeinen Infektionen, besonders aber bei vertebragenen Nervenwurzelreizungen, als Traumafolgen, Abnutzungs-Arthrosen von Gelenken), so daß alle diagnostisch in Betracht kommenden Hilfsmittel herangezogen werden müssen. Oft geben schon Blutbild und Blutkörperchensenkung genügende Klärung. Eine Diagnose „*Rheuma*" ist als Gutachtendiagnose jedenfalls nicht ausreichend.

Rückbildungsalterskrankheiten

Störungen des Rückbildungsalters sind:

a) vorzeitiges Altern und Versagen,

b) die Wechseljahre der Frau (s. Klimakterium, S. 116),

c) chronische Abnutzungskrankheiten (Arteriosklerose, S. 59 f.; Arthrosis, s. S. 60 f.),

d) seelische Reaktionen auf das körperliche Geschehen, Verstärkung psychasthenischer Anlagen, uncharakteristische Depressionen und ähnliches.

Die psychischen Abwegigkeiten gestatten (besonders bei Frauen) oft keine präzise klinische Diagnose. Es treffen schizophrene Züge mit solchen der Hirnarteriosklerose und anderen Erscheinungen zusammen. Klinische Beobachtung, zum mindesten fachärztlich neurologische bzw. psychiatrische Untersuchung ist zur Vermeidung von Fehlbeurteilungen oft nicht zu umgehen.

Rückenmarkskrankheiten

Es sind drei Gruppen von Rückenmarkskrankheiten zu unterscheiden:

1. Querschnittserkrankungen. Sie treffen sämtliche Rückenmarksbahnen (z. B. bei Entzündungen oder Erweichungsprozessen oder bei Verletzungen),

2. System- oder Strangdegenerationen, d. h. Affektionen, die einzelne Strangsysteme befallen,

3. vorwiegend oder ausschließlich die Rückenmarkshäute betreffende Erkrankungen.

Die einzelnen Rückenmarkskrankheiten werden hier nicht aufgeführt und besonders besprochen. Entscheidend ist immer die entsprechende Ausdehnung und Stärke spinaler neurologischer Ausfallserscheinungen usw. Totale Querschnittsläsionen lassen meist dauernde EU annehmen; im übrigen ist fast stets fach-neurologische Untersuchung und Beurteilung erforderlich.

Ruhr

Die akute Ruhr selbst ist nicht Gegenstand der Rentenbegut-achtung, wohl aber ihre Folgezustände, die Bilder von chroni-scher Gastroenteritis, Dickdarmspasmen, Magensubazidität, Dysbakterie des Darmes bieten können und demgemäß zu be-urteilen sind. BU ist durch solche Restzustände selten einmal bedingt.

Schilddrüsenerkrankungen (s. a. Basedow'sche Krankheit, S. 66;

Für die Beurteilung der Schilddrüsenerkrankungen sind zu tren-nen:

a) *mechanisch wirkende Vergrößerungen* der Schilddrüse,

b) *hormonal-funktionelle krankhafte Wirkungen* der Drüse.

Zu a): Die gewöhnlichen Vergrößerungen der Struma, der Kol-loidkropf usw. sind in ihrer Wirkung auf die EF danach zu be-urteilen, wie weit sie eine Atembehinderung verursachen. Diese Beurteilung ist oft erst mit Hilfe der Röntgenuntersuchung möglich. Bloße Verdrängung der Trachea verursacht noch keine BU, erst *wirkliche Einengung* der Luftröhre, die dann zum funktionellen Lungenemphysem und zur Herzrechtsinsuffizienz führen könnte, sind entscheidend. In diesen Stadien fällt meist schon eine Stridoratmung auf (besonders bei leichtem Druck auf die Struma). – Zu beachten ist, daß die BF und EF in sol-chen Fällen oft durch Strumektomie wiederhergestellt werden kann.

Zu b): Nach dem heute üblichen Sprachgebrauch ist zu unter-scheiden:

1. die *Thyreotoxikose* oder Morbus Basedow,

2. die *Hyperthyreose*.

Die Unterscheidung ist zunächst graduell mit fließendem Über-gang, aber dann auch eine anatomische! Bei der echten *Thyreo-toxikose* finden sich papillomartige Wucherungen des Hormon-bildenden Follikelepithels und gesteigerte Vaskularisation. Die-se für die Toxikose typischen Veränderungen fehlen bei der Hyperthyreose oder sind bei ihr nur angedeutet.

Klinisch ist zur Diagnose der Thyreotoxikose zu fordern, daß mindestens einige der klassischen Basedow-Symptome vorhanden sind (Exophtalmus, thyreotoxische Augensymptome Graefe, Stellwag, Möbius, Dauertachykardie, erhöhte Blutdruckamplitude, Struma, Stoffwechselstörung mit Abmagerung, subfebrile Temperaturen, Tremor usw.).

Das Krankheitsbild der *Hyperthyreose* entsteht durch leichtere Überfunktion der Schilddrüse bei schon vegetativ stigmatisierten Individuen. Auch diese Erkrankung ist charakteristisch durch vegetativ-nervöse Übererregbarkeit, Tachykardie, gelegentlich Blutdrucksteigerung (allgemein gesteigerter Sympathikotonus), Schweißneigungen usw., ohne jedoch die *eigentlichen toxischen* Symptome und die hohe Stoffwechselstörung aufzuweisen.

Der Übergang von der „vegetativen Dystonie" zur Hyperthyreose ist fließend, durch die Schilddrüse bestimmt. Oft ist klinische Diagnostik mit Radiojod-Speicherungstest usw. erforderlich. – Der Sprachgebrauch von „Hyperthyreose" und „Thyreotoxikose" wechselt in verschiedenen Schulen. Die *einfache Hyperthyreose* ist kein Grund zur Annahme von BU, sie ist auch unspezifischen Heilbehandlungen zugänglich.

Die *echte Thyreotoxikose* mit hochgradiger Stoffwechselsteigerung, Abmagerung usw. kann BU bedingen, jedoch zunächst vorübergehende, da durch geeignete Behandlung (Strumektomie, Radio-Jod-Therapie usw., z. T. auch durch konservative Behandlung mit den modernen Thyreostaticis) die EF wiederhergestellt werden kann.

Zu warnen ist vor einseitiger Überschätzung der Werte der *Grundumsatzbestimmung*. Hier handelt es sich nur um die Bestimmung des respiratorischen Wechsels, der von der Atemlage (etwaige Dyspnoe, willkürliche Tachypnoe usw.) weitgehend abhängig ist. Eine Steigerung um $+ 20\%$ bedeutet noch keine thyreotoxische Stoffwechselsteigerung. Auch die „Read'sche Formel", die sich aus Pulsfrequenz und Blutdruckamplitude errechnet, kann nur ganz ungefähre Anhaltspunkte ergeben, ist aber nie beweisend. Auch hier entscheidet bei der Begutachtung der Allgemeinzustand und die Auswirkung der sekundären Erscheinungen (Herzmuskelschädigung usw.).

Die Bezeichnung „Kropfherz" sollte in der Begutachtung vermieden werden; es wird darunter Verschiedenes verstanden!

Die Wirkung eines Kropfes auf das Herz kann einmal sekundär über den Weg der Atemstenose zum obstruktiven Emphysem und zur Rechtsinsuffizienz des Herzens gehen, das andere Mal kann es sich bei thyreotoxischer Struma um direkte toxische Wirkung auf das Myokard handeln.

Schizophrenie

Zu Beginn einer Schizophrenie wird zunächst zeitliche BU, bei notwendiger längerer staticnärer Anstaltsbehandlung auch zeitliche EU anzunehmen sein, da bei frischerer Erkrankung therapeutisch die Möglichkeit einer weitgehenden Besserung der EF besteht. In der Regel verläuft die Schizophrenie in Schüben, die mehr oder minder rasch aufeinander folgen. In den Zeiten der Remission kann fast unbeschränkte EF bestehen. Folgen aber die Schübe rasch und treten seelische Defekte auf (besonders in der Sphäre des Gemütes und Willens), so liegt dauernde BU vor. Nachuntersuchungen sind nach durchschnittlich 2 Jahren nötig, jedoch sollten diese durch den Facharzt erfolgen, wenn Rentenentziehung infolge von Besserung der EF gerechtfertigt erscheint. Bei jeder Schizophrenie-Diagnose ist zu bedenken, daß es schizophrenieähnliche Krankheitssymptome bei anderen Krankheiten gibt (z. B. bei Paralyse, Geschwulstbildungen im Schädelinnern, bei infektiösen oder toxischen Hirnschädigungen, Hirnverletzungen). Auch „neurotische" Zweckreaktionen können schizophrenieverdächtig wirken. Klinische Beobachtung und Begutachtung ist bei ungesicherter Diagnose nicht zu umgehen.

Schlaganfall (s. Apoplexie, S. 59)

Schwachsinn

Man unterscheidet:

a) *Debilität.* Zwischenzustand zwischen Imbezillität und sog. *„physiologischer* Dummheit".

b) *Imbezillität.* Hierbei liegt die Intelligenz unter der des üblichen Schulentlassungsalters.

c) *Idiotie.* Lernunfähigkeit, Analphabetentum.

Bei a) und b) ist BU nur nach Lage des Einzelfalles zu beurteilen. Manche Schwachsinnige sind erwerbsfähig bei entgegenkommendem Verständnis, entsprechender Führung und Le-

benshilfen. Entmündigung ist oft zum Schutze des Betroffenen
zu empfehlen.

Für die Begutachtung ist die „praktische Lebensbewährung" bei
Schwachsinn wichtig. Wenn bei angeborenem Schwachsinn die
geistigen Fähigkeiten jahre- oder gar jahrzehntelang zu Verrichtung von Erwerbsarbeit (z. B. in der Landwirtschaft) ausge-
reicht haben, dann ist der Schwachsinn *kein* Grund zur Annahme von BU, zumal der (angeborene) Schwachsinn auch
schon vor Versicherungseintritt bestand! Ausnahmen bilden
nur solche Fälle von Schwachsinn, bei denen später andere psychische Veränderungen „aufgepropft" sind oder ein hirnorgani-
scher Abbau den Schwachsinn praktisch verstärkt.

Schwangerschaft

Sie bedingt praktisch keine BU, höchstens AUF im Sinne der
KV, sie kann aber gegebenenfalls mitauslösend zur Entstehung
von BU bei anderen Krankheiten (Herzleiden, Tuberkulose
usw.) wirken.

Sehstörungen (s. Augenkrankheiten, S. 64 f.)

Selbstschädigungen

Wer sich selbst vorsätzlich beschädigt, hat keinen Anspruch auf
die Rente (s. § 1261 RVO alte Fassung).

Auch die durch Selbstmordversuche verursachte Herabsetzung
der EF begründet keinen Rentenanspruch, sofern nicht eine Psychose zugrunde liegt.

In diesem Zusammenhange muß auch auf eine Entscheidung
des BSG vom 25. 6. 1964 hingewiesen werden. Hier wurde einem
Trunksüchtigen, der durch Folgen der Alkoholvergiftung erwerbsunfähig geworden war, der Anspruch auf Rentenleistung
abgesprochen, da er trotz wiederholter Belehrung bei mehreren
Heilstättenbehandlungen bewußt weiter Alkoholabusus trieb,
obwohl ihm der Verlust der EF als unausweichliche Folge seines
Tuns vor Augen stand.

Sensibilitätsstörungen mit Ataxie

Die Beurteilung richtet sich nach dem Grundleiden und nach
der Auswirkung auf die Gebrauchsfähigkeit des befallenen
Gliedes.

Siderophilie (s. Hämochromatose, S. 92)

Silikose der Lungen (s. a. Staubinhalationskrankheiten, S. 161)
In früheren Stadien, namentlich in ihrer häufigen Verbindung
mit Tuberkulose, liegt oft zeitliche BU vor. In *vorgeschrittenem*
Stadium der Silikose (Sil. III), wenn durch ausgedehnte Schwielenbildung im Lungengewebe eine Ateminsuffizienz und rück-
wirkend Herz- und Kreislaufstörungen vorliegen, besteht *dauernde* BU, in schweren Fällen auch EU. Röntgenuntersuchung
ist in jedem Falle nötig! (Arbeitsplatzwechsel, s. Staubinhalationskrankheiten, S. 161.)

Simmonds'sche Kachexie (s. Kachexie, S. 115)

Sklerose, multiple
Die Verschiedenartigkeit der Lokalisation der enzephalomyeli-
tischen sklerotischen Herde verursacht den Formenreichtum der
Krankheit. Sie beginnt schleichend (nur im jugendlichen Alter
auch akut!) und wird in ihren Anfangszuständen oft verkannt
und als „Neurasthenie" gedeutet. Der chronische Verlauf er-
streckt sich über viele Jahre mit meist schubweise auftretenden
Verschlimmerungen. – Der erste akute Schub kann abheilen
und beim chronischen Verlauf kommen Remissionen vor, die
den bereits Berufsunfähigen zeitweilig wieder erwerbsfähig
machen. Schließlich gibt es auch rudimentäre Formen, die stationär bleiben und für lange Zeit AF zulassen. Im Beginn ist
daher zunächst vorübergehende BU anzunehmen. Bei ausgeprägten Fällen liegt dauernde BU vor. Wenn erhebliche Einschränkung der Geh- und Stehfähigkeit und Blasen- und Mast-
darmstörungen vorhanden sind, ist auch dauernde EU anzuerkennen. Nachuntersuchungen empfehlen sich, solange nicht
auch psychischer Zerfall oder sichtlich zunehmende Krankheitserscheinungen diese erübrigen.

Spondylitis (s. Wirbelsäulenerkrankungen, S. 167 f.)

Spondylosis deformans, Spondylochondrose, Spondylarthrose
(s. a. Wirbelsäulenerkrankungen, S. 167 f.; Bandscheibenschaden,
S. 65 f.; Osteochondrose, S. 148 f.)

Staubinhalationskrankheiten (Pneumonokoniosen)

In Betracht kommen Kohlenstaub, verschiedenster Steinstaub, Eisen- und Mehl-, Asbest-, Thomasschlacken-, Tabakstaub. Meist handelt es sich um Berufskrankheiten (diese sind meldepflichtig!). – Anfangs treten nur uncharakteristische Störungen auf (Husten, Bronchitis, Atembeschwerden usw.), später erlahmt das rechte Herz. Im Röntgenbild ist die Unterscheidung von indurierender Tuberkulose oft schwierig, zumal Tuberkulose nicht selten gleichzeitig vorliegt.

BU ist vielfach schon in den Anfangsstadien gegeben. *Arbeitsplatzwechsel* und Umschulung zur rechten Zeit ist zur Vermeidung dauernder BU nötig. Die Beurteilung hängt sowohl von dem Grad der Lungenveränderungen, wie von dem Verhalten des Herzens und Kreislaufes, als auch vom Allgemeinzustand ab.

In Zweifelsfällen ist die Frage der pulmonalen Insuffizienz durch ergospirographische Untersuchung zu objektivieren.

Stoffwechselkrankheiten (s. Diabetes mellitus, S. 78; Adipositas, S. 52 f.; Gicht, S. 91)

Suchtkrankheiten (s. a. Teil I)

Alkoholismus, Morphinismus und andere Suchtkrankheiten verlangen unter Annahme einer vorübergehenden BU den *Versuch* eines HV in *geschlossener* geeigneter Anstalt. Oft genug ist die Sucht Folge einer psychischen Abwegigkeit, nicht deren Ursache! Daher sind bei psychopathischer Anlage Rückfälle nach zuerst erreichtem Erfolg die Regel. HV sollte nur durchgeführt werden, wenn anschließend an die Kur Arbeitsfürsorge und Bereinigung schädigender Umwelteinflüsse gesichert ist.

Hat die Betäubungsmittelsucht oder der Alkoholismus zu Siechtum geführt, liegen *organische* Veränderungen an Herz, Leber, Nieren und Hirn vor, oder ist das *Seelenleben* schwer geschädigt, so ist die BU dauernd.

Sind die Voraussetzungen der §§ 6 oder 1910 BGB gegeben, so ist Entmündigung bzw. Einrichtung der Pflegschaft nötig!

Syndrom, zervikales (s. Bandscheibenschaden, S. 65 f.)

Syphilis

Im frischen I. und II. Stadium kommt die Syphilis für die Rentenbegutachtung nicht in Betracht. Später kann zeitliche BU vorliegen und ein HV die dauernde BU abwenden.

Im III. Stadium mit schweren Erscheinungen (Aortenaneurysma, schwere gummöse Organschäden, Lues cerebri mit schweren Ausfallerscheinungen, Tabes) und bei den metaluetischen Erkrankungen, der progressiven Paralyse usw. liegt BU vor. Bei Tabes und bei der Paralyse ist aber besonders in den Anfangsstadien eine klinische Behandlung als HV zu versuchen! Nachuntersuchungen nach 2 Jahren erforderlich.

Syringomyelie (Höhlenbildungen im Rückenmark)

Je nach dem Umfange der Sensibilitätsstörungen des Muskelschwundes, der Stärke der Spasmen, der Ausdehnung von Veränderungen und Zerfall an Haut, Knochen, Gelenken ist die Höhe der MdE zu schätzen. Dauernde BU liegt zumeist schon in früheren Krankheitsstadien vor. Wenn auch Fälle vorkommen, bei denen ein gewisser Stillstand eintritt, so bedürfen diese Kranken doch dauernder Schonung, denn etwa geleistete Arbeit wird auf Kosten der Gesundheit geleistet.

Fortgeschrittene Stadien der Syringomyelie, bei denen die Kranken kaum mehr gehfähig sind und keine manuelle Tätigkeit mehr verrichten können, verlangen Zuerkennung von EU.

Tabes dorsalis

Sind die Erscheinungen nur wenig ausgeprägt, mit nur einzelnen Symptomen und bleiben sie stationär, so kann zwar auch bei diesen Kranken BU in bestimmten Berufen vorliegen, aber nicht allgemein.

Es gibt gar nicht selten Fälle, die viele Jahre berufsfähig bleiben. Zu berücksichtigen ist aber immer, daß Kranke mit Ataxien auch mäßigen Grades Unfällen besonders ausgesetzt sind. Sie können nicht an Maschinen, auf Gerüsten usw. zur Arbeit eingesetzt werden.

Fortgeschrittene Erkrankung mit Ataxie, Gangstörung, gastrischen Krisen usw. geben zu Zweifeln in der Beurteilung keine Veranlassung, da hier, wenn überhaupt, nur ein Rest von EF vorliegt.

Tachykardie, paroxysmale

Paroxysmale Tachykardie kommt bisweilen bei vegetativ labilen Personen vor, deren Herz aber organisch gesund ist. In der Mehrzahl der Fälle, besonders im höheren Lebensalter, ist sie ein Zeichen ernster Organerkrankung, zumeist einer Koronarsklerose und bedingt dann BU. – Nachuntersuchungen sind nötig, da Zwischenzeiten von monatelanger bis jahrelanger Dauer vorkommen, in denen der Betroffene in seiner Leistungsfähigkeit nicht beeinträchtigt ist.

Zur Diagnose der Reizleitungs- und Reizbildungsstörungen ist das EKG und seine exakte Auswertung unerläßlich. Aber auch die klinische Feststellung und elektrokardiographische Bestätigung einer Tachykardie allein berechtigen noch nicht zur Beurteilung. Entscheidend ist, ob organische Schädigung und Leistungsminderung des Herzkreislaufsystems erkennbar ist.

Taubheit (s. a. Ohrenleiden, S. 147 f.)

Völlige Taubheit bei einem im übrigen vollkräftigen Arbeiter kann nicht ohne weiteres als arbeitsunfähig gelten, insbesondere nicht in der Landwirtschaft (GE 1234 vom 18. 11. 1905, AN 1906, 277 und 1717. AN 1913, 486).

Tetanie

Postoperative schwere Tetanie verursacht BU, auch die auf anderweitigen Ursachen beruhende Unterfunktion oder Ausfall der Nebenschilddrüse (auch bei Alkalose). Tetanie macht zumeist auch in Latenzzeiten infolge der gesteigerten Erregbarkeit des gesamten Nervensystems berufsunfähig, denn es drohen immer wieder sekundäre Zustände (z. B. Herz-Tetanie, Ileus, psychische Störungen und symptomatische epileptiforme Zustände).

Kranke mit gewöhnlichen leichteren Tetanieanfällen nach Kropfoperationen, die etwa monatlich einmal einen tetanischen Anfall haben, erhalten keine BU zugesprochen, da sie mit laufender AT-10-Medikation und Kalkpräparaten kompensiert zu halten sind (ähnlich wie Diabetes mellitus mit Insulin) und viele Jahre arbeits- und erwerbsfähig bleiben können.

Die sogenannte „neurogene Tetanie" (ohne erkennbare Störungen des Kalkstoffwechsels und ohne erkennbare organische Störungen der Epithelkörperchen) verlangt sehr kritische Beurteilung, am besten durch Fachneurologen, da es sich hierbei nur um „eingefahrene" vegetative Regulationsstörungen handelt.

Thyreotoxikose (s. Schilddrüsenerkrankungen, S. 156 ff.)

Tuberkulose (s. a. Lungentuberkulose, S. 126 ff.)
Die Tuberkulose aller Organe bedingt in *aktiver*, fortschreitender Form BU bis EU. Da die Prognose der Organtuberkulosen aber durch die moderne tuberkulostatische Behandlung wesentlich günstiger geworden ist, ist BU oder EU in frischeren Fällen zunächst auf Zeit anzunehmen und die betr. Kranken der stationären Heilbehandlung zuzuweisen. Oft wird BF wieder erreicht.

Ulcus cruris (s. Unterschenkelgeschwüre, S. 164 f.)

Ulcus ventriculi et duodeni (s. Magenleiden, S. 129 f.; Zwölffingerdarmgeschwüre, S. 169)

Unterschenkelgeschwüre
Nicht ohne weiteres bedingen Unterschenkelgeschwüre BU. Es sei darauf hingewiesen, daß in den Befundangaben des Gutachtens die Größe und sonstigen Eigenschaften der Geschwüre angegeben werden müssen (z. T. Tiefe des Geschwürs, Zustand des Grundes: jauchig, schmierig belegt, granulierend; Beschaffenheit der Ränder: kallös, unterminiert, Beschreibung der Umgebung usw.), da sonst keine Vergleichsmöglichkeiten bei Nachuntersuchungen bestehen. Nur große therapieresistente Ulzera verursachen BU, aber zunächst nur auf Zeit, wobei HV einzuleiten ist.
Eine solche Behandlung muß durchaus nicht gleich stationär erfolgen; es gibt wohl schon in allen großen Städten spezialisierte Fachärzte, und z. T. auch Ambulatorien „für Beinleiden", wo z. B. mit modernen Kompressionsverbänden, notfalls auch mit Varizenverödungs-Behandlung, oft innerhalb von mehreren Wochen bis zu einigen Monaten in planmäßiger Behandlung hervorragende Erfolge erzielt und AF wiederhergestellt werden kann. Erst wenn solche ambulante Heilbehandlung nicht zum Erfolg führt, sollte stationäre Heilbehandlung in Kliniken erfolgen, die sich besonders mit der Behandlung der Venenleiden und des Ulcus cruris befassen. Hierbei können

auch noch operative Maßnahmen Erfolg erzielen, oder es wird
sich dann entscheiden, ob das Leiden so irreversibel ist, daß
eine dauernde Berentung notwendig wird.

Varikosis (s. Venenerkrankungen, S. 165)

Vegetative Dystonie (s. Dystonie, vegetative, S. 79 f.)

Venenerkrankungen

Venenerweiterungen können sich an vielen Körperstellen bilden, vor allem an den unteren Gliedmaßen, am Hodensack
und After. An sich sind sie meist belangloser Natur und, auch
als Varikozele oder Hämorrhoiden, kein Grund zur Annahme
von BU. Anders sind sie beim Auftreten von Entzündungszuständen und Thrombosen zu beurteilen. Hier ist zunächst vorübergehende BU auf Zeit anzunehmen, wenn thrombophlebi-
tische Prozesse (insbesondere Beckenvenenthrombosen usw.)
sehr lange AUF verursachen. In solchen schwereren Fällen ist
meist stationär-klinische Behandlung erforderlich.

Vergiftungen

Vergiftungen kommen für die Begutachtung nur in ihren chronischen Formen in Betracht. Sie hängen von der Art des Giftes ab.
Dabei handelt es sich vielfach um meldepflichtige Berufskrankheiten, z. B. Arsenvergiftung, deren Folgezustände Magendarm-
krankheiten, Ekzeme, Melanose und andere Hautkrankheiten
sind, weiter Koliken, Radialislähmungen, Gicht, Schrumpfniere,
Encephalopathia saturnina.
Zunächst empfiehlt es sich, vorübergehende BU anzunehmen.
Bei schweren irreparablen Störungen liegt dauernde BU bis EU
vor. Solche schweren chronischen Vergiftungen kommen aber
in der modernen Industrie kaum noch vor.
Das gleiche gilt für die meisten anderen in und außerhalb des
Berufes entstandenen Vergiftungen, wie mit Anilin, Kohlen-
wasserstoffen, Kohlenoxyd, Quecksilber usw. Die Beurteilung
hängt jeweils von dem Ausmaß etwaiger irreparabler Organschäden im Einzelfall ab.

Verrenkungen der Gelenke (s. a. Luxatio coxae congenita, S. 128)
    a) *Angeborene* Verrenkungen dürfen in ihrer erwerbsmindern-
       den Wirkung nicht überschätzt werden, sie stellen wohl eine

körperliche Behinderung dar, die aber vor Arbeitsaufnahme und Versicherungseintritt bestand! Erst wenn (meist ab ca. 50. Lebensjahr) stärkere Arthrosis deformans hinzutritt, die dann im Vordergrund steht, kann dauernde BU eintreten.

b) *Erworbene* akute Luxationen sind nicht Gegenstand einer Berentung, sie sind der Behandlung zugänglich; evtl. Folgezustände sind nach ihrem Ausmaß in der Gebrauchsminderung von Gliedmaßen zu beurteilen. Erworbene und „habituell" bleibende Luxationen (z. B. der Schulter) können in bestimmten Berufen BU bedingen.

Versagen

Die Ursachen des Versagens können liegen:
a) auf intellektuellem Gebiete,
b) im Charakter (Faulheit, Willensschwäche),
c) in Hemmungen durch Verstimmung, Affekte, Konflikte, Triebschwäche,
d) in fehlendem Selbsterhaltungstrieb im weitesten Sinne,
e) in körperlichem Zustand (große allgemeine Schwäche, Rückbildung).

Die BU ist nach dem Gegenstand der Persönlichkeit zu beurteilen. Versagenszustände, die nur im Bereich der Willensschwäche, psychasthenischer und neurotischer Reaktionen liegen, dürfen niemals Grund zu einer Berentung sein.

Verwachsungsbeschwerden nach Operationen

Nach Bauchoperationen werden häufig „Verwachsungsbeschwerden" geklagt und auch ohne genügende Untersuchung und Begründung viel zu oft diagnostiziert. Jede Laparatomie kann Verwachsungen hinterlassen. Sie können nur dann als die EF entscheidend beschränkende Krankheitszustände gewertet werden, wenn nachweislich Passagehindernisse bestehen. Der größte Teil der Verwachsungsbeschwerden gehört in das Gebiet der Neurosen bei Psychasthenikern.

In Zweifelsfällen ist klinische Untersuchung nötig!

Wanderniere

Die „Wanderniere" ist zumeist ein Teil der Enteroptose und betrifft hauptsächlich die rechte Niere. Gutsitzende Leibbinde kann die Beschwerden soweit bessern, daß die MdE nur geringfügig ist.

Bei hochgradiger Beweglichkeit der Niere kann es bei körperlich schwerer Arbeit zu vorübergehender Abknickung des Ureters und der Hilusgefäße kommen und damit zu Koliken, Brechreiz und peritonitisähnlichen Erscheinungen. In solchen Fällen kann es zur BU kommen; ebenfalls, wenn eine längere Zeit bestehende Ureterknickung zur Abflußstauung und Hydronephrose führt (s. a. Nierenleiden, S. 142 ff.).

Aber auch in diesen Fällen kann durch Behandlung (Operation) die BF meist wiederhergestellt werden; daher ist BU zunächst auf Zeit anzunehmen und Heilbehandlung einzuleiten.

Wasserbrüche (Hydrozelen)

Wasserbrüche beschränken die EF im allgemeinen nur gering; auch wenn sie bei größerer Ausdehnung das Bücken und sonstige Bewegungen behindern, ist kaum je BU allein durch Hydrozele bedingt, zumal durch Behandlung (evtl. Operation) der Zustand beseitigt werden kann.

Wirbelsäulenerkrankungen (s. a. Bandscheibenschaden, S. 65 f.; Kyphoskoliose, S. 121; Kreuzschmerzen, S. 120; Ischias, S. 113 ff.; Osteochondrose, S. 148 f.)

Verschleiß- und Aufbraucherscheinungen an der Wirbelsäule, Spondylosis, Spondylarthrosis, Bandscheibenschäden und -vorfall und andere Veränderungen bedingen bei wirklichen Störungen der Bewegungsfähigkeit und lebhaften Neuralgien infolge der Schädigung der entsprechenden Nerven (Armplexus, Ischiadicus usw.) BU, zunächst auf Zeit. Erst wenn eingehende Heilbehandlung wirklich keine Besserung erbringen konnte, ist in schwereren Fällen Annahme von dauernder BU berechtigt.

Der Röntgenbefund allein ist nicht entscheidend. Zu Beginn der Erkrankung kann jeder charakteristische Befund im Röntgenbild fehlen, andererseits werden röntgenologisch gelegentlich erheblichere Veränderungen gefunden, ohne daß nennenswerte Beschwerden geklagt werden oder ernste Bewegungsstörungen bestehen. Vor Überschätzung des Krankheitswertes der osteochondrotischen wie spondylotischen Wirbelsäulenveränderungen muß immer wieder gewarnt werden. Das Wirbelsäulenbild in der Tasche des Neurotikers hat oft nur den Wert psychogener Fixation! Neben den „Abnützungskrankheiten"

der Wirbelsäule, die an anderer Stelle besprochen werden,
nimmt eine Sonderstellung ein:

1. die Spondylitis tuberculosa,
2. die Spondylarthritis ancylopoetica (s. a. Bechterew'sche Krankheit, S. 67).

Zu 1. Die *Spondylitis tuberculosa* bedingt im aktiven Zustand
BU oder EU auf Zeit. Ist im Laufe der Zeit Blockbildung und
Konsolidierung der betreffenden Wirbelkörper eingetreten, die
BKS normal geworden usw., besteht meist kein Grund mehr
zur weiteren Annahme dauernder hoher Leistungseinbuße!
Nachuntersuchungen (meist klinisch) sind also bei einmal anerkannter BU/EU alle Jahre erforderlich!

Zu 2. Die *Spondylarthritis ancylopoetica* (Morbus Bechterew-
Pièrre-Marie-Strümpell) verursacht in ihren *fortgeschrittenen*
Formen dauernde BU und auch EU bei erheblicher Versteifung,
wobei Remissionen kaum je vorkommen, so daß Nachuntersuchungen zwecklos sind. Auch die modernen Behandlungsformen können höchstens das Fortschreiten aufhalten, aber
keine Besserung erbringen.

Zentralnervensystem (s. a. Hirnerkrankungen, S. 108 und Rückenmarkskrankheiten, S. 155 f.)

Die Leistungsfähigkeit eines Kranken mit organischen Veränderungen des Zentralnervensystems läßt sich nur von Fall zu
Fall beurteilen. Bei stärkeren Graden, Spätstadien z. B. der Encephalitis epidemica, Lues cerebri u. a. liegt dauernde BU bis
EU vor, die auch bei weniger vorgeschrittenen Fällen anzunehmen ist, wenn dabei erhebliche seelische Defektzustände bestehen. – Bei Syphilis des Zentralnervensystems ist zunächst BU
und evtl. auch EU gegeben.

Zerebralsklerose (s. Arteriosklerose, S. 59 f.)

Zervikales Syndrom (s. Bandscheibenschaden, S. 65 f.)

Zervikalmigräne (s. Bandscheibenschaden, S. 65 f.; Migräne,
S. 133 f.)

Zuckerkrankheit (s. Diabetes mellitus, S. 78)

Zwölffingerdarmgeschwüre

Die Beurteilung erfolgt nach den gleichen Grundsätzen wie beim Magengeschwür (s. S. 129). – Eine Tatsache, auf die bei Begutachtung jahrelang bestehender Ulcus-duodeni-Leiden immer wieder hingewiesen werden muß, ist, daß oft viele Jahre hindurch eine ulkogene Deformierung des Bulbus duodeni röntgenologisch sichtbar ist, die aber keinem frischen Geschwür entspricht! In diesen Fällen ist die Magenentleerung entscheidend. Ist diese normal und nicht verzögert, so ist ein solcher Zustand nicht anders zu beurteilen als eine Gastritis und bedingt an sich noch keine BU.

Zystitis, Zystopyelitis (s. Harnblasenerkrankungen, S. 93 f.; Nierenleiden, S. 142 ff.)

III. Teil

Heilverfahren und Hinweise

Heilverfahren (Heilmaßnahmen, Heilbehandlungen, berufsfördernde Maßnahmen usw.)

Die Voraussetzungen für die Einleitung von Heilverfahren waren früher in § 1310 der RVO und § 51 AVG festgelegt. Hierfür gelten seit 1957 der § 1236 ArVNG und die §§ 13, 14 des ArVNG bzw. der RVO-Neufassung. Während früher ein HV zur Abwendung drohender Inv. oder zur Beseitigung einer schon vorhandenen Inv. gewährt werden konnte, sehen die neuen Bestimmungen auch HV dann vor, wenn die EF eines Versicherten gefährdet oder gemindert ist und durch ein HV voraussichtlich erhalten bzw. gebessert werden kann. Hiermit ist die Möglichkeit einer „Vorsorge" gegeben, bzw. auch die der Rehabilitation. Weiter sind in den genannten Bestimmungen auch Wege zur Berufsförderung vorgesehen, wobei die Berufsförderung Maßnahmen zur Wiedergewinnung oder Besserung der EF im bisherigen Beruf oder zur Ausbildung für einen anderen Beruf (Umschulung) vorsieht, wenn die bisherige Berufstätigkeit nicht mehr möglich ist.

Für den ein HV vorschlagenden Arzt ist also die Kunst der Prognose und die Kenntnis der Heilmaßnahmen und ihrer Erfolgsaussichten ebenso wichtig, wie Kenntnis der zur Verfügung stehenden Heilmittel, Sanatorien, Bäder, Kurorte usw. Ebenso wichtig ist für den Gutachter die Erkennung der seelischen und willensmäßigen Einstellung des Kranken, vorwiegend bezüglich seines Heilungswillens, Arbeitswillens. Hierzu lassen sich aber keine Richtlinien geben; die ärztliche Erfahrung und das ärztliche Wissen sind ausschlaggebend!

Notwendig ist auch vor Einleitung eines HV, daß die Voraussetzungen für die Kurfähigkeit des Betroffenen vorhanden sind, bzw. daß Zustände, die eine Kurfähigkeit in Frage stellen, vor Kurantritt beseitigt werden, z. B. aktiv streuende Fokalherde, akute Zahnschäden.

In Teil II wurde bei den verschiedenen Krankheiten jeweils auf die Notwendigkeit bzw. Anzeige von Heilmaßnahmen hingewiesen. Im Folgenden sollen einige *Richtlinien für die HV-Anzeigen bei einigen Krankheitsgruppen* gegeben werden.

Rheumatische Erkrankungen

Die LVA Württemberg hat Richtlinien und Anweisungen für die Einweisung von Rheumatikern nach Wildbad herausgegeben, die auch für die anderen Rheumabäder beachtenswert sind.

1. *Akute rheumatische Erkrankungen:* Akuter Gelenkrheumatismus ist für eine Badekur ungeeignet. Es kommen nur Kranke in Betracht, die einige Wochen fieberfrei sind.
   Auch nicht jeder Rekonvaleszent ist für eine Badekur geeignet. Für komplikationslos ausgeheilte Fälle genügt häusliche Erholung.
2. *Chronische rheumatische Erkrankungen*
   a) Chronischer Muskelrheumatismus. Es handelt sich meist um eine Fehldiagnose, so daß vor der Einweisung eine vertrauensärztliche Untersuchung zur Klärung der Diagnose vorgenommen werden muß.
   b) Kranke mit primär chronischem Gelenkrheumatismus sollten der Badekur möglichst zwischen den Schüben zugeführt werden.
   c) Kranke mit sekundär chronischem Gelenkrheumatismus dürfen von der vorhergegangenen akuten Erkrankung keine Fiebererscheinungen und keine unausgeglichene Herzstörung mehr aufweisen.
   d) Chronische Gelenkartung (Arthrosis deformans oder Osteoarthropathia deformans) eignet sich zur Behandlung, sofern die nachweisbaren Veränderungen an Form (Röntgenbild) oder Funktion nicht zu hochgradig sind und eine Wiederherstellung der EF noch zu erhoffen ist.
   e) Der leichte chronische „Rheumatismus" der Wirbelsäule (Spondylosis deformans) ist für die Kur geeignet. Bechterew'sche Krankheit im Beginne bietet Erfolgsaussichten, wenn nicht gleichzeitig deutliche Beweglichkeitsbehinderung in Schulter und Hüftgelenk besteht.

Die gesamten Spondylopathien, Osteochondrose der WS mit und ohne Wurzelreizerscheinungen (außer der hochakuten Ischias und dem Syndrom des akuten Bandscheibenvorfalles, die zunächst in stationäre Krankenhausbehandlung gehören) sind für Kuren geeignet, bei denen aber nicht nur Bäder (Thermalbäder, Schwefelbäder, Moorbäder) verabreicht, sondern auch die gesamte Bewegungstherapie, Heilgymnastik, Massagen, Unterwassermassagen, WS-Streckungen usw. durchgeführt werden sollen.

3. *Neuralgien* und *Neuritiden,* bei denen nicht die Behandlung einer Grundkrankheit im Vordergrund steht (z. B. schwerer Diabetes), können zur Kur vorgeschlagen werden; in erster Linie Ischias und Armneuralgien.

4. *Rheumatische Beschwerden infolge von toxischen bzw. endokrinen Störungen*
    a) Gicht: Fortgeschrittene Fälle sind ungeeignet.
    b) Fettsucht, namentlich der Wechseljahre. Die Prognose ist ohne
       gleichzeitige Diätbehandlung ungünstig, der Kurantrag er-
       übrigt sich, falls der Kranke sich nicht vorher mit der erfor-
       derlichen Entfettungskur einverstanden erklärt.
Es ist im Rahmen dieser Hinweise nicht möglich, alle in Frage
kommenden Bäder und Kurorte zur Behandlung von Erkrankungen des rheumatischen Formkreises anzuführen. Entscheidend ist
die Kenntnis der im jeweiligen Bereich liegenden Sanatorien sowie ihrer Ärzte und der ihnen zur Verfügung stehenden Heilmittel.

Erkrankungen der Luftwege (außer Tbc)

1. *Chronische Nasen-, Rachen- und Kehlkopfkrankheiten:* Hier ist
   ein HV angezeigt, wenn die Erkrankung so erheblich ist, daß
   sie tatsächlich die BF und die allgemeine EF einschränkt. Vor
   Einleitung des HV ist es unerläßlich, die Diagnose auch ätiologisch zu sichern und die etwaigen Grundkrankheiten (z. B. Ne-
   benhöhlenleiden, adenoide Wucherungen, Mandeleiterungen)
   zu beseitigen.
2. *Luftröhrenkatarrhe:* Es kommen nur chronische Katarrhe in Betracht, wenn durch sie die verursachten Entartungserscheinun-
   gen noch beeinflußt werden können, wie Ausdehnungsfähig-
   keit des Brustkorbes, Vitalkapazität, Kreislauf. Dann aber sind
   Art des Berufes, Rückfallsgeschehen und Klima zu berücksichtigen. Bei älteren Personen (über 55 Jahre) ist von HV kein
   Dauererfolg zu erwarten.
3. *Asthma bronchiale:* Voraussetzung für ein HV ist, daß bei aller-
   gisch bedingtem Asthma eine Desensibilisierung und Ausschal-
   tung der das Asthma verursachenden Schädlichkeiten möglich
   ist. – Auch bei anderen Fällen von Asthma bronchiale ist die
   Ursache des Asthmas zu ermitteln, ehe weitere Behandlung
   erfolgen kann (Wirbelsäulenerkrankungen, psychischer Zustand!).
4. Für die *chronische Bronchitis* und das *Lungenemphysem* sind
   ebenfalls klimatische Heilkuren und Kuren in Solebädern,
   „Asthmakurorten" angezeigt und oft erfolgreich, wobei aber
   erst die antibiotische bzw. chemotherapeutische „Sanierung" der

Bronchitis angestrebt werden sollte. Liegt ein schweres substantielles Lungenemphysem, womöglich mit „Globalinsuffizienz" und manifester sekundärer Herzinsuffizienz durch Insuffizienz des Cor pulmonale vor, haben solche Kuren keine wesentliche Erfolgsaussicht.

5. *Folgezustände von Lungen- und Rippenfellentzündungen, Schwartenbildungen:* Erfolg ist nur zu erwarten, wenn rein mechanisch rückbildungsfähige Schwarten den Hauptteil der Beschwerden und Ausfallserscheinungen verursachen. Ungeeignet sind für HV alle Kranken mit noch vorhandenen Entzündungszuständen, aktiven behandlungsbedürftigen Eiterhöhlen- und Fistelbildungen; sie bedürfen klinischer Behandlung.

6. *Bronchiektasen:* Erfolg ist nur im Frühstadium ohne Blutungen zu erwarten. Zwar sprechen auch ältere im Röntgenbild erhebliche Veränderungen zeigende Krankheitsfälle auf klimatische, diätetische und medikamentöse Behandlung noch gut an, aber bald nach Rückkehr vom Kurort und nach Wiederaufnahme der Arbeit treten die alten Beschwerden und Krankheitserscheinungen meist wieder auf. Nur bei jüngeren Menschen ist ein Dauererfolg zu erwarten.

Mischinfizierte Bronchiektasen gehören besser in ein geeignetes Krankenhaus, wo sie durch antibiotische Behandlung, Aerosol-Behandlung usw. wieder saniert werden können. Bei schweren, chronisch infizierten Bronchiektasen kann oft operative Behandlung (Segmentresektion) eher Aussicht auf Wiederherstellung bieten.

Daß bei allen Erkrankungen der Luftwege vor Einleitung eines HV die Diagnose gesichert sein muß (Tbc, maligner Tumor?) ist selbstverständlich. Nicht geeignet für HV sind bösartige Neubildungen, Lungenabszeß, Lungengangrän.

Erkrankungen des Herzens und Kreislaufs

Alle aktiv-entzündlichen Herzkrankheiten (akute und subakute Endokarditis, Myokarditis usw.) scheiden für Heilmaßnahmen aus. Diese Kranken bedürfen stationär-klinischer Behandlung. – Bei chronischen Herzkreislaufkrankheiten sind jene Kranken nicht kurfähig, deren Herzveränderungen „dekompensiert" sind, auch solche nicht, bei denen angenommen werden muß, daß ihr Kreislauf den Mehrbelastungen, die mit einer Kur verbunden sind, nicht gewachsen ist.

Da jedoch die Herzkreislaufkrankheiten heute das größte Kontingent der vorzeitig aus dem Arbeitsleben ausscheidenden Menschen umfassen, haben Heilmaßnahmen im Sinne der angestrebten „Rehabilitation" auch die größte Bedeutung. Hierbei handelt es sich aber nicht nur z. B. um balneologische Behandlung im „Herzbad", sondern um ein Streben nach Rehabilitation auf breiter Basis, und zwar nach ärztlichen-medizinischen, wie beruflich-sozialen und psychologischen Gesichtspunkten. Heilkuren, die nur aus den Verabreichungen von Kohlesäurebädern usw. bestehen, sind sinnlos und ohne nachhaltigen Erfolg, wenn hierbei nicht auch etwa notwendige medikamentöse Behandlung erfolgt und Umstellung der gesamten Lebensform, notfalls Umerziehung, Belehrung. Wenn der Kranke nach wie vor Alkohol- und Nikotinabusus treibt oder andere Genußgifte im Übermaß gebraucht, der Überernährung und körperlichen Inaktivität frönt, ist der Erfolg einer 4-wöchigen Heilkur von vornherein als nutzlos anzusehen. Für einen nachhaltigen Erfolg von Heilmaßnahmen bei Herzkreislaufkrankheiten ist es also entscheidend, daß neben physikalischen und balneologischen Maßnahmen ein vorsichtiges „Training" vorgenommen und der Kranke zu einer ihm entsprechenden Lebensführung „umerzogen" wird. Zu den einzelnen Gruppen der Krankheitszustände kann noch folgendes gesagt werden:

1. *Herzklappenfehler:* Dekompensierte Herzklappenfehler gehören nicht ins „Herzbad". – Bei noch „kompensierten" Herzklappenfehlern hängen Prognose und weitere Leistungsfähigkeit weniger von der Natur des Klappenfehlers selbst ab, als von der noch vorhandenen oder verbesserungsfähigen kompensierenden Leistungskraft des Herzmuskels. Hat das klappengeschädigte Herz mit seiner kompensierenden Muskelkraft schon wiederholt versagt, so sind die Erfolgsaussichten von Heilmaßnahmen wesentlich geringer. Trotzdem können bei eingetretener Leistungseinbuße zunächst einmal die Aussichten auf Wiedererlangung der BF noch günstig sein; dies gilt besonders bei Aortenfehlern, dann bei der Mitralinsuffizienz, weniger bei Mitralstenosen und anderen erworbenen oder angeborenen Herzklappenfehlern. Wo bei Vitien eine operative Behandlung erfolgt, sind Heilkuren bei erfolgreich operierten Herzklappenfehlern besonders angezeigt. Dann handelt es sich um Wiederübung und Neueinübung der Herzkreislauffunktion (ähnlich wie nach überstandenem Herzinfarkt), wo mit der angestreb-

ten Wiederherstellung der organischen Funktionen auch besonders die psychische Umstellung wichtig ist.

2. *Herzmuskelerkrankungen:* Chronische Herzmuskelschädigungen (sowohl koronarer, wie postinfektiöser, toxischer oder anderer Genese) sind für eine Heilbehandlung geeignet, wenn
noch keine wiederholten „Dekompensationen" bzw. Versagenszustände des Herzens vorlagen und wenn etwa weiter ein-
wirkende schädigenden Ursachen ausgeschaltet sind.

3. *Rhythmusstörungen des Herzens:* Bei Rhythmusstörungen, insbesondere bei der absoluten Arrhythmie, ist es notwendig, die
Ursache der Arrhythmie und den Leistungszustand des Herzens
zu klären. Es gibt Menschen mit chronisch-absoluter Arrhythmie, deren Herzveränderung ständig kompensiert bleibt, wobei
diese Menschen jahrelang arbeitsfähig bleiben können. Wenn
bei Arrhythmie die Leistungsfähigkeit des Herzens aufrecht
erhalten oder gebessert werden kann, können auch solche
Störungen für HV geeignet sein, ausgenommen Kranke mit
totalem Block oder mit Adams-Stokes'schem Symptomenkomplex usw., bei denen klinische Behandlung mit Elektro-
konversion oder Anlage eines Schrittmachers angebracht sein
kann.

4. *Herzbeutelveränderungen:* Für Heilmaßnahmen kommen nur
solche Kranke in Betracht, bei denen keine aktiven perikarditi-
schen Entzündungsprozesse usw. mehr bestehen, bzw. solche,
bei welchen nicht etwa ein „Panzerherz" (welches operative
Behandlung verlangt) einen Erfolg von vornherein ausschließt.

5. *Zustand nach Herzinfarkt:* Beim Zustand nach Infarkt kommen
grundsätzlich Rehabilitationsmaßnahmen der verschiedensten
Art in Frage. Bei der Zunahme dieser Erkrankung, auch bei
jüngeren Menschen, ist die Wiedereingliederung in das Erwerbsleben von großer Bedeutung. Hier sollen Kuren erst dann
durchgeführt werden, wenn keine „Aktivitätszeichen" des Infarktgeschehens mehr erkennbar sind und der Verlauf mindestens 3 Monate nach dem Infarkt komplikationslos war. Beim
Zustand nach Infarkt ist es besonders wichtig, daß nicht nur
eine balneologische Kur in einem „Herzbad" durchgeführt wird,
sondern vorsichtig ansteigende Übungsbehandlung und Umerziehung des Kranken mit möglichster Vermeidung oder Aus-
schaltung der bekannten „Risiko-Faktoren" (Fettleibigkeit, Zuk-
kerkrankheit, Hochdruck, Nikotin, Bewegungsarmut), auch mit

moderner medikamentöser Behandlung, wobei die Antikoagulantienbehandlung im Vordergrund steht.

6. *Koronarkrankheiten:* Für diese gilt das gleiche, wie für die übrigen muskulären Herzkrankheiten, d. h. daß häufig auftretende oder bleibende Dekompensationserscheinungen oder sehr häufige pektangiöse Anfälle keine Kurfähigkeit mehr annehmen lassen. Sonst aber können bei Koronarerkrankungen gerade Kohlensäurebäder und andere balneologisch-physikalische Maßnahmen oft die Koronarfunktion, Leistung und Anpassung des Herzmuskels wesentlich bessern.

7. *Hochdruckkrankheiten:* Bei essentiellem Hochdruck ohne wesentliche Komplikationen kann Erfolg von HV erwartet werden. Bei nephrogenem Hochdruck usw. steht die Behandlung des Grundleidens im Vordergrund. Bei der essentiellen Hypertonie haben sich unter anderem noch immer Kuren in Jodbädern bewährt, obwohl die Rolle des Jods hierbei sehr umstritten ist.

8. *Organische Gefäßkrankheiten*

   a) Bei der *Arteriosklerose* haben Heilmaßnahmen in den Frühstadien Aussicht auf Erfolg, d. h. solange keine groben Ausfallserscheinungen und irreversible Organschädigungen vorliegen. Sklerotische Aneurysmen der Aorta und anderer großer Gefäße sind im allgemeinen für HV nicht geeignet.

   b) Die *obliterierende Arteriopathie* (sklerotischer oder thrombembolischer Genese) ist für balneologische Behandlung zunächst nicht geeignet. Abgesehen von etwaiger gefäß-operativer Behandlung, Sympathektomien usw. ergeben Behandlungen in Kliniken oder Sanatorien, die sich besonders mit den Gefäßkrankheiten befassen, in den Anfangsstadien noch relativ gute Erfolge.

   c) *Venenerkrankungen* (variköse Syndrome, rezidivierende Venenentzündung, Thrombosen, große Hämorrhoiden usw.) sind für eine Behandlung in Bädern, Sanatorien usw. nicht geeignet. Hierbei können aber spezielle Heilbehandlungen (in Ambulatorien für „Beinleiden" oder entsprechenden Kliniken) mit modernen Kompressionsverbänden und evtl. Verödungsbehandlungen beachtliche Erfolge erzielen.

Wenn Herzkreislaufkrankheiten als kurfähig erkannt sind, dann kommen in erster Linie die Kohlensäurebäder (z. B. Bad Nauheim) und andere Bäder oder Kurorte in Frage, wobei aber die Voraussetzung für einen Kurerfolg nur dann gegeben ist, wenn die Bäderkur im Rahmen eines auf Herzkrankheiten eingestellten Sanatoriums mit der nötigen fachärztlichen Leitung und der nötigen diagnostischen Überwachung durchgeführt wird. Dies um so mehr, als bei den Herzkranken meist eine medikamentöse Unterstützung der Kur erforderlich ist und eine vorsichtige „ansteigende" Übungsbehandlung sowie die „Erziehung" zu entsprechender Lebensweise die größte Rolle spielt.

Bei beginnenden Herz- und Kreislaufschädigungen, die noch keine manifeste Leistungsminderung aufweisen, ist *Früh-Heilverfahren* im Sinne der „Vorsorge" ins Auge zu fassen, insbesondere im Sinne des Kreislauftrainings durch Kneippkuren, Terrainkuren, leichteren Sport usw.

Die Bestrebung, solche Vorsorgekuren in breiterem Maße durchzuführen, ist an verschiedenen Orten bereits verwirklicht, und für sie gibt es im Bereiche verschiedener Rentenversicherungsträger entsprechende Kuranstalten.

Magen- und Darmerkrankungen

Vorbemerkungen:

   a) Vor jedem HV, das wegen einer Magen- oder Darmerkrankung nötig ist, sollte Gebißsanierung erfolgen!

   b) Ein Dauererfolg kann nur erwartet werden, wenn Arbeitsverhältnisse, Ernährungsgestaltung und die sonstigen Umwelteinflüsse (Arbeitsplatz, Wohnung, Familie) die Erhaltung des im Sanatorium oder im Kurort erzielten Erfolges ermöglichen.

   c) Gesundungswille und die bewußt positive Einstellung auf eine zweckentsprechende Lebensweise müssen vorhanden sein, wenn überhaupt ein Erfolg erzielt werden soll!

1. *Bösartige Neubildungen am Magen oder Darm* schließen zunächst vom HV aus. Im Einzelfalle kann nach erfolgreicher Operation ein HV (§ 1236 und bes. § 1305 der RVO als sog. „nachgehende Heilbehandlung") durchgeführt werden, um den Allgemeinzustand des Kranken zu bessern. Solche Nachkuren können bei relativ günstiger Prognose in Sanatorien für allgemeine Erkrankungen durchgeführt werden, wobei auch die psychologische Betreuung der Patienten von Bedeutung ist, evtl. auch Weiterführung einer etwa begonnenen Hormonbehandlung, Chemotherapie usw. Spezielle Kliniken für nachgehende Heilbehandlung bei bösartigen Geschwulstkrankhei-

ten sind darüber hinaus an verschiedenen Orten in der Entstehung oder schon im Betrieb.

2. *Geschwüre am Magen und Zwölffingerdarm*
   a) *Nicht operierte* Kranke. Geeignet für ein HV sind nichtblutende Früherkrankungen nach Erschöpfen der Krankenkassenleistungen. Ferner Rezidive, wenn nicht die kurzen Fristen der Rückfälle die Voraussicht von vornherein trüben. Liegen Passagehindernisse vor, so ist von einem HV wenig Erfolg zu erwarten.
   b) *Operierte* Kranke: HV-fähig sind solche Kranke, bei denen eine ausreichende Funktionstüchtigkeit des Magens (bzw. Restmagens) erwartet werden kann. Floride peptische Rezidiv-Ulzera sind für Heilkuren zunächst ungeeignet.
3. *Schleimhautkatarrhe des Magens:* Ein HV ist angebracht, wenn die den Katarrh hervorrufenden Ursachen ausgeschaltet werden (Berufsschäden, Alkohol-, Tabak- und sonstiger Genußmittelmißbrauch, fehlerhafte Diätgewohnheiten, unregelmäßige Lebensweise, Gebißschäden). Schließlich muß Sicherheit gegeben sein, daß nach der Kur die verursachenden Schädigungen vermieden werden! Liegen den Katarrhen andere chronische Krankheiten zugrunde, so ist vor deren Beseitigung die Einleitung eines HV zwecklos.
4. *Darmerkrankungen:* Für die chronischen Darmkatarrhe gelten die gleichen Voraussetzungen wie bei der Magenkatarrhen. Man denke bei ihnen stets auch an die Möglichkeit von chronischen (industriellen) Vergiftungen (As, Pb, Hg, Antimon usw.), deren Einfluß der Kranke auch nach der Kur mit Sicherheit entzogen werden muß!

Krankheiten der Leber und der Gallenwege

Ehe die HV-Fähigkeit beurteilt werden kann, muß die Ursache des Leidens oder die Grundkrankheit erkannt und nach Möglichkeit beseitigt, vor allem nichtbeeinflußbare Leiden (Krebs, Echinokokkus, Gallengangssteinverschlüsse usw.) ausgeschlossen sein.

Nicht geeignet für HV sind fortgeschrittene „dekompensierte" Leberzirrhosen sowie akute Entzündungszustände der Gallenblase und Gallenwege, stark gehäufte Steinkoliken sowie akute Entzündungszustände der Gallenblase und -wege, die zunächst antibiotische oder operative Behandlung verlangen.

Bei erfolgreich operiertem Gallensteinleiden, Restbeschwerden

und „Dyskinesen" nach abgelaufenen Entzündungsprozessen der
Gallenwege sind HV durchaus angezeigt, wofür besonders die entsprechenden Sanatorien in den Bädern mit Sulfatquellen in Frage
kommen.
Für die chronischen Leberschädigungen (posthepatitische Schäden,
Hepatosen, Präzirrhosen usw.) ist meistens eine nur 4wöchige
„offene" Bäder- und Trinkkur in einem entsprechenden Heilbad
nicht ausreichend, oft sogar zwecklos. Es ist hierbei auch zu beachten, daß sich ein höherer Natriumgehalt der entsprechenden
Quelle auf Leberschädigungen eher ungünstig auswirken kann.
Auch sind für chronisch Leberkranke Kuren zwecklos, bei welchen sie vormittags vielleicht Bettruhe verordnet, ihre Anwen-
dungen (Trinkkuren, Bäder, Packungen, Diät) bekommen, dann
aber abends im Wirtshaus sitzen und Alkohol trinken! Für solche
Kranke ist vielmehr eine Langzeitbehandlung in einem Spezial-
krankenhaus oder speziellen Sanatorium erforderlich, wo das
gesamte Rüstzeug der Leberbehandlung (diagnostisch wie therapeutisch) angewandt wird, also auch die geeignete Diätetik, medikamentöse Behandlung mit den Leberextrakten, Leberschutzstof-
fen, notwendigen Vitaminen. Die Einrichtung von solchen „Leber-
zentren" ist an verschiedenen Stellen bereits verwirklicht worden.

Bauchspeicheldrüsenerkrankungen
Sie sind für ein HV ungeeignet, wenn es sich um akute Entzündungen, Pankreasnekrose usw. handelt. Leichte chronische Insuffizienzen mit leichten Fermentstörungen können durch HV gebessert werden, wenn die notwendige Diätetik und medikamentöse Behandlung dabei gewährleistet ist.

Krankheiten der Harn- und Geschlechtsorgane
Geeignet für ein HV sind nur solche Kranke, die bei subakuten
oder chronischen Krankheitsformen keine groben Ausfallserscheinungen aufweisen. Ungeeignet sind alle *schweren* chronischen
Erkrankungen.
   a) *Steinleiden:* Nach erfolgtem Steinabgang oder nach Opera-
      tion kommt HV in Frage, wenn keine gröberen Schädigungen
      der Niere eingetreten sind und wenn bei geeignetem Arbeits-
      platz und Innehaltung der notwendigen Lebensweise mit
      Rückfällen nicht zu rechnen ist.
   b) *Nierenentzündungen:* Alle akuten und die schweren fort-

schreitenden chronischen Krankheiten sind für ein HV nicht geeignet. Solange der Kranke einer klinischen Behandlung bedarf, solange er den Anforderungen, die Bäderbehandlung und sonstige Heilmaßnahmen stellen, nicht gewachsen ist, kann ein HV nicht eingeleitet werden. Entscheidend für die Beurteilung ist das gesamte bisherige Krankheitsgeschehen einschließlich der Umwelteinflüsse sowie die Sicherung anschließender Arbeitsfürsorge und Innehaltung geeigneter Lebensweise.

Bei chronischen Infektionen der Harnwege, besonders auch der Pyelonephritis, sollte einer Kur immer eine geeignete antibiotische Behandlung (evtl. nach Kultur und Testung der bakteriellen Resistenz) vorausgehen.

c) *Beckenzellgewebsentzündung der Frau* verlangt, wie auch die anderen „Frauenkrankheiten", fachärztliche Beurteilung. Auszuschließen vom HV sind alle Kranken mit akut-rezidivierenden Entzündungen und solche, die operativer Hilfe bedürfen. Nach erfolgtem Eingriff kann HV als abschließende Maßnahme notwendig sein, um einen Dauererfolg zu erzielen. Liegen, wie so häufig, endokrine Störungen neben dem lokalen Leiden vor, oder ist dieses psychogen überlagert, so ist vom HV nur geringer Erfolg zu erwarten. Unkomplizierte chronische Reizzustände werden durch geeignete Badekuren oft günstig beeinflußt und somit die BF für längere Zeit wiederhergestellt bzw. erhalten. Für diese „Frauenkrankheiten" haben sich besonders die Moorbäder bewährt.

d) *Geschlechtskrankheiten:* Vom Rentenversicherungsträger können Heilmaßnahmen übernommen werden, wenn:

1. keine Krankenkasse leistungspflichtig ist,
2. keine Zwangsbehandlung stattzufinden hat,
3. eine vertrauliche ambulante Behandlung gemäß § 10 des Gesetzes vom 15. 1. 1941 (RGBl I. S. 34) stattzufinden hat.

Innersekretorische Drüsenerkrankungen

Schilddrüse: Ist wegen Schwere der Krankheitserscheinungen operative Behandlung erforderlich, so ist ein HV allenfalls als abschließende Maßnahme angezeigt, soweit ein Dauererfolg erwartet werden kann. Zustand des Herzens, seine Leistungsfähigkeit, Verhalten des Nervensystems, besonders auch die psychische Lage und der Allgemeinzustand sind für die Beurteilung entscheidend.

Begleitende Leiden (Diabetes, Addison usw.) wie überhaupt pluriglanduläre Störungen machen ein HV ungeeignet wegen mangelnden Dauererfolges. Das gleiche gilt für Myxödem und echte
Tetanie. „Latente" Tetanie kann für ein HV in Form klinischer
Behandlung und Einstellung in Betracht kommen.
Jedes HV bei Schilddrüsenstörungen ist nur in solchen klinisch
geleiteten Anstalten durchzuführen, die neben der medikamentösen eine dem Einzelfalle angepaßte Allgemeinbehandlung und
seelische Beeinflussung bieten.

Stoffwechselerkrankungen

a) *Zuckerkrankheit:* Bei mittelschwerem bis schwerem Diabetes
mellitus ist vor Einleitung eines HV eine etwa 10–14tägige
Beobachtung und Einstellung auf Diät und medikamentöse
antidiabetische Behandlung, evtl. Insulin-Einstellung notwendig. Eine solche sollte in entsprechend ausgerüsteten
Krankenhausabteilungen erfolgen. Meist ist eine solche klinische Einstellung beim Diabetiker wichtiger als eine Kur, da
bei geeignetem Verhalten des Kranken und genügender Einsicht schon allein durch die exakte Einstellung seine BF erhalten bleiben kann. Oft empfehlen sich nach einer solchen
Einstellung aber auch Kuren in geeigneten Sanatorien, in
denen die entsprechende Diät und sonstige Behandlung beibehalten werden kann, besonders wenn der Diabetes die
Grundlage für beginnende Sekundärerkrankungen (insbesondere des Kreislaufsystems) darstellt. Schwere Diabetes-
Komplikationen (schwere diabetische Angiopathie, etwa
Gangrän, schwere diabetische Nephropathie usw.) sind von
Heilkuren auszuschließen.

b) *Fettsucht:* Für ein HV sind nur die (allerdings relativ seltenen) Personen geeignet, die durch positive Einstellung zur
notwendigen Lebensgestaltung einen Dauererfolg der Kur
erwarten lassen. Ungeeignet sind alle kranken Fettsüchtigen
mit sekundären Ausfallserscheinungen. Ein HV bei Fettsucht
sollte nur in einer Anstalt durchgeführt werden, in der die
diätetischen Maßnahmen (Saftfastenkuren usw.) mit verständnisvoller Energie unter genauer ärztlicher Leitung angewandt werden. Nur dann ist ein Erfolg zu erwarten.

c) *Gicht:* Die typische rezidivierende Harnsäuregicht kann bei
sonst günstigem Allgemeinzustand und bei verständnisvoller

Einstellung des Kranken zur nötigen Diät und Lebensgestaltung für HV geeignet sein. Vorgeschrittene Fälle versprechen keinen Dauererfolg.

Erkrankungen des Blutes und der blutbildenden Organe

a) Bei *sekundärer Anämie* ist entscheidend, ob das Grundleiden beseitigt, oder wenigstens durch das HV soweit zu beeinflussen ist, daß ein Dauererfolg erwartet werden kann.

b) *Bantische Krankheit, schwere hämorrhagische Diathesen* und ähnliche Krankheiten sind für HV ungeeignet.

c) Bei *perniziöser* Anämie sind Heilmaßnahmen zunächst in Form klinischer Behandlung durchzuführen. Im Anschluß ist weitere Überwachung notwendig.
Leukämien in allen ihren Formen sind für HV nicht geeignet. Alle diese Krankheiten verlangen stationär-klinische Behandlung.

Nervensystemerkrankungen

a) Bezüglich der *peripheren* Nervenerkrankungen wird auf Teil II und auf „Rheumatiker" im Teil III verwiesen.

b) *Rückenmarksleiden:* Außer bei gutartigem Verlauf einer Tabes sind progressive Erkrankungen des Rückenmarks für ein HV nicht geeignet. Allerdings ist bei noch nicht fortgeschrittener multipler Sklerose, besonders wenn es sich noch um jüngere Kranke handelt, oft ein HV-Versuch gerechtfertigt, wenn Remissionen davon erwartet werden können. Dies gilt besonders für Spezialanstalten, die sich mit der Behandlung dieser Krankheiten beschäftigen.

c) *Gehirnkrankheiten:* Nur bei Parkinsonismus nach abgelaufener Enzephalitis ist ein HV-Versuch (Kur in Spezialanstalten) gerechtfertigt. Sonstige Gehirnerkrankungen sind für ein HV nicht geeignet.

d) *Psychoneurosen:* Ungeeignet für ein HV sind fixierte Neurosen, „Hysterie", schwere Psychasthenie und sonstige abnormen psychischen Fehlhaltungen. Hier kann eher in geeigneten Fällen die Übernahme einer psychotherapeutischen Behandlung erfolgreich sein. Wenn allerdings nach sehr vielen psychotherapeutischen Sitzungen noch kein Erfolg sichtbar ist, ist deren uferlose Fortsetzung zwecklos.

Exogen bedingte Versagenszustände können bei Beseitigung der Ursachen durch ein HV günstig beeinflußt werden.

e) *Suchtkrankheiten:* HV in geeigneten Spezialanstalten kann nur eingeleitet werden, wenn die körperliche und seelische Verfassung noch Aussicht auf Erfolg bieten. Dazu gehört, daß auch die Umwelteinflüsse bereinigt werden können. Rückfälle sind trotz zunächst erzielten Erfolges die Regel.

f) *Endogene Psychosen:* Sie verlangen die Behandlung in geschlossenen Spezialanstalten, „Nervenkrankenhäusern" usw. Solche Behandlungen können gegebenenfalls auch als Heilmaßnahmen von Rentenversicherungsträgern übernommen werden, wenn die betreffende Krankheit bzw. ihre Verlaufsform Besserungsaussicht verspricht. Gerade die moderne psychopharmakologische Behandlung kann heute besonders bei Depressionen, leichten schizophrenen Schüben usw. oft gute Erfolge erzielen, so daß BF und EF wiederhergestellt werden kann.

Hautkrankheiten

Lupus: Abgesehen von Kranken mit vorgeschrittenem Leiden, bei denen eine ekelerregende Entstellung des Gesichtes BU verursacht, ist ein HV angezeigt. In Zweifelsfällen sind die in den einzelnen Ländern zur Verfügung stehenden besonderen Berater zu hören. Das HV ist nur in den dafür eingerichteten Kliniken durchführbar.

Bei *chronischen allergischen Ekzemen, Neurodermitis usw.* können die sensibilisierenden und klimatischen Heilkuren (z. B. Hochgebirge, Seeklima) teilweise nachhaltige Erfolge erzielen, aber nur, wenn sie in klinischen Sanatorien erfolgen.

Allgemeine körperliche Schwächezustände

Nach Operationen, akuten Krankheiten usw. diese zu heilen, ist im allgemeinen Aufgabe der Krankenkassen. Wo diese nicht oder nicht mehr leistungspflichtig sind, kann HV nach Beseitigung des ursächlichen Grundleidens zur Wiedererlangung der EF angezeigt sein. Endokrine Magersucht z. B. ist für HV ungeeignet.

Tuberkulose

In der gesamten Tuberkulosebekämpfung stehen die mit Fachärzten besetzten Tuberkulosefürsorgestellen bei den Gesundheitsämtern an erster Stelle. In Zusammenarbeit mit dem behandelnden Arzt, dem Vertrauensarzt und der LVA erfolgt hier die Begutachtung betreffs HV. Wo die Versicherungsträger eigene Tuberkulosebeobachtungsstellen unterhalten, sind diese für die HV-Einleitung entscheidend. Die neuzeitlichen aktiven und spezifischen Behandlungsmethoden haben die Erfolgsaussichten erhöht und damit den Indikationsbereich für das HV beträchtlich erweitert. Die HV sollen in den Tbc-Heilstätten durchgeführt werden, Krankenhauseinweisungen sind nur bei akuter Gefahr angezeigt.

Bei dringlichen Fällen ist eine beschleunigte Heilstätteneinweisung durch „Sofortmaßnahmen" zu erreichen. Als dringlich gelten:

1. Frühinfiltrate, auch bei noch negativem Bazillenbefund,

2. frische, isolierte Kavernenbildungen,

3. frische Streuformen,

4. aktive ansteckende Tbc bei ungünstigen Umweltverhältnissen.

Kehlkopftuberkulose bietet an sich keine Gegenindikation gegen ein HV, es sei denn, daß die Nahrungsaufnahme behindert und spezifischer und lokaler Behandlung nicht mehr zugänglich ist oder größerer chirurgischer Eingriffe bedarf.

Knochen- und Gelenktuberkulose: HV ist nur in besonders hierfür eingerichteten von Fachärzten geleiteten Anstalten durchzuführen und erzielt dann oft noch überraschende Erfolge.

Bei der *Urogenitaltuberkulose* muß stets fachurologische Untersuchung bzw. klinische Beobachtung über Aussichten von HV entscheiden. Kuren hierfür sollten in Spezialsanatorien durchgeführt werden.

Hinweise zu einigen Begutachtungsfragen

Kreuzschmerz

Der Kreuzschmerz ist eines der häufigst geklagten Beschwerdensyndrome; er kann auf den verschiedensten Ursachen beruhen. „Lumbago" ist keine Diagnose, wenigstens nicht in der Begutachtung! Man muß streben, dem Kausalgeschehen näher zu kommen. Folgende Einteilung mag dazu einige Fingerzeige geben:

1. Lumbosakrale Neuralgien und Wurzelneuralgien auf dem Boden von *Wirbelsäulenveränderungen*.

In Betracht kommen:
   a) Spondylosis und Spondylarthrosis und Spondylochondrosis
      der Wirbelsäule. (Unterabteilung: akuter Bandscheibenpro-
      laps!)
   b) Arthrosis deformans der Ileosakralgelenke,
   c) Spondylitis tuberculosa,
   d) Morbus Bechterew,
   e) Tumoren oder Tumormetastasen der Wirbel,
   f) Veränderungen durch Haltungsfehler der WS (Skoliosen, Miß-
      bildungen des lumbosakralen Übergangs (Lumbalisation, Sa-
      kralisation), Spondylolisthesis usw.
2. *Symptomatische Neuralgien* infolge von Erkrankungen im Kleinen Becken:
   a) gynäkologische Erkrankung (z. B. retroflexio uteri fixata, Tu-
      moren usw.),
   b) Prostatatumoren,
   c) Gefäßerkrankungen (Beckenvenenthrombosen usw.).
3. *Myalgien* im Lumbalbereich
   a) Haltungsbedingte Myalgien (z. B. bei Skoliose, auch sonstiger
      „Hartspann", Myogelosen);
   b) die Diagnosen „rheumatische Myalgien" oder „Muskelrheu-
      matismus" sind nicht mehr gerechtfertigt, da es nach heutiger
      Ansicht kaum echte „rheumatische" Prozesse des Muskels
      gibt. Wohl aber gibt es Reizzustände der Muskulatur mit ent-
      zündlichen Reaktionen, die von verschiedenen Schulen mit
      den diagnostischen Bezeichnungen einer „Polymyositis" oder
      „Fibromyositis" auch „Pannikulitis" (wenn mehr das Binde-
      gewebe, Unterhautfettgewebe beteiligt ist) belegt werden.
      Auch solche Muskelprozesse sind schließlich beim Kreuz-
      schmerzsyndrom in Betracht zu ziehen.
Die diagnostische Klärung der Lumbalgie ist nicht in *erster* Linie
röntgenologisch. Wohl ist die Röntgenaufnahme meist unent-
behrlich, vorher aber sind gynäkologische Untersuchung, bzw.
bei Männern Prostatauntersuchung und sorgfältige klinische und
neurologische Untersuchung wichtig. Dabei sind nicht nur die
klassischen Ischias-Symptome zu prüfen, sondern insbesondere
segmentäre Sensibilitätsstörungen, dermatommäßige Hyper- oder
Hypästhesien, motorische Schwächen (hierzu Prüfung der seiten-
gleichen Innervationskraft, Zehengang, Hackengang usw.). Die
Ergebnisse weisen oft recht genau auf ein bestimmtes Segment

hin. Die Diagnose des Bandscheibenprolaps ist mehr eine neurologische als eine röntgenologische! Genaue Prüfung der Klopfempfindlichkeit der Wirbel, Druckschmerz der Interspinalgegend, paravertebraler Druckschmerz bestimmter Muskelgruppen, Prüfung der Beweglichkeit der Wirbelsäule nach allen Richtungen ist selbstverständliche Voraussetzung. Die Röntgendiagnose ist zur Bestätigung wichtig, man vergesse aber nicht, daß das Ausmaß der röntgenologischen Veränderungen nicht mit dem der klinischen Erscheinungen parallel zu gehen braucht. Oft verursachen schwere röntgenologisch festgestellte Veränderungen (große Randzacken usw.) nur geringe Erscheinungen, aber auch das entgegengesetzte Verhalten kommt vor! Die groben Randzacken, Spangenbildungen usw. sind meist schon erfolgte Abstützungsbestrebungen des Organismus.

Kreislauf- und Herzfunktionsprüfungen

a) Schon die „übliche" Prüfung der Pulsfrequenz (in Ruhe und nach körperlicher Belastung und der Rückkehrzeit, bis die Ausgangszahl erreicht ist) kann gewisse Aufschlüsse geben. Nur dürfen diese Ergebnisse nicht überbewertet werden. Denn es gibt Kranke mit dekompensierten Herzveränderungen, die eine rasche („normale") Pulsrückkehrzeit aufweisen, während Herzgesunde, aber vegetativ stigmatisierte und psychonervöse Menschen starke Pulsbeschleunigung zeigen können, die in weit längerer Zeit, als 3 Minuten, noch nicht zur Ausgangszahl zurückgeht. Mehr bietet schon die Betrachtung des Verhältnisses von Pulsbeschleunigung zum Anstieg der Blutdruckamplitude nach Belastung, wie sie früher einmal von *Grote* und *Rotschuh* ausgearbeitet wurde. Hierbei ist der Prozentsatz der Pulsbeschleunigung mit dem Prozentsatz der Blutdruckamplitudenzunahme zu vergleichen. Ist ersterer Prozentsatz wesentlich höher, so spricht dies für Leistungsminderung des Herzmuskels, ist letzterer Prozentsatz wesentlich höher, so kann dies dafür sprechen, daß die erhöhte Anforderung an die Herzleistung zunächst noch mehr vom erhöhten Hubvolumen des Herzens erfüllt wird, also für gute Leistung. Aber auch diese Berechnungen geben nur einen Anhalt unter vielen. Wichtig ist die Beachtung der Atmung nach Belastung, ob wirklich Dyspnoe eintritt, ob sie länger anhält usw. Ferner ist die Atemanhaltezeit ein Hilfswert. Ein Anhaltenkönnen des Atems über 20 bis 25 Sekunden spricht gegen Stauung im kleinen Kreislauf. Ein nur kurzes Anhaltenkönnen ist jedoch kein negativer Beweis, da er zu sehr von dem Willen des Untersuchten abhängt. Das gleiche gilt von der einfachen Vitalkapazitätsmessung.

Die Bestimmungen der Blutumlaufzeit, des Schlagvolumens, des Venendruckes, der Kauffmann'sche Wasserversuch u. a. sind in einer ambulanten gutachtlichen Untersuchung nicht ausführbar und bleiben der klinischen Untersuchung vorbehalten.

b) *Schellong-Test-Kreislauffunktionsprüfung:* Zunächst beim *ruhig Liegenden* mehrmals in Minuten-Abstand den systolischen und diastolischen Blutdruck messen. Dann:

1. *Aufstehversuch:* Dabei treten normal folgende Ergebnisse auf:

   a) *Aufstehen*, neben Ruhebett stellen:

   systolischer Druck bleibt gleich, steigt ein wenig oder sinkt leicht (5–15 mmHg).

   diastolischer Druck steigt um 10–40 mmHg.

   Puls bleibt oder steigt wenig.

   b) Wieder *niederlegen*, systolischer, diastolischer Druck und Puls kehren zu den Ausgangszahlen zurück.

   Sowohl bei a) wie bei b) ist dreimal zu messen bzw. zu zählen, und zwar mit je einer Minute Abstand.

2. *Arbeitsversuch:* Treppe von 20 bis 25 Stufen in 40 bis 50 Sekunden zweimal *hinauf-* und *herabgehen:*

   a) *systolischer Druck* steigt sofort um 40–80 mmHg, sinkt nach 1 Minute wieder ab;

   b) *diastolischer Druck* bleibt gleich oder sinkt etwas;

   c) *Puls* steigt etwas an und sinkt in 1 bis 2 Minuten zur Ruhepulszahl ab.

   Termine der Messungen und Zählungen: nach ½ Minute, nach 1 Minute, dann noch zweimal mit je 1 Minute Abstand.

Hinweise auf Störungen der Kreislauffunktion: Beim 1. Aufstehversuch: Stärkeres Sinken des systolischen und Anstieg des diastolischen Blutdruckes = hypotone Störung. Stärkeres Sinken des systolischen und stärkeres Absinken des diastolischen Druckes = hypodyname Reaktion. Beim 2. Arbeitsversuch: Diastolischer Blutdruck steigt nicht oder erst verspätet, oder systolischer Blutdruck steigt zwar sofort, sinkt aber nicht wieder nach 1 Minute, sondern steigt weiter.

Elektrokardiogramm „EKG" (s. a. Herzmuskelschaden, S. 104 f.)
Das EKG nimmt unter den diagnostischen Hilfsmaßnahmen bei der Beurteilung von Herzstörungen fast die erste Stelle ein, und dies mit Recht, da es bei der Häufigkeit von krankhaften Herzveränderungen (besonders im höheren Lebensalter) und der Schwierigkeit der Herzbeurteilung wertvolle Aufschlüsse geben kann. Es darf aber nie vergessen werden, daß das EKG keine Herzdiagnosen, sei es anatomischer oder leistungsmäßiger Art, vermittelt. Es gibt uns vielmehr den Erregungsablauf der Herzaktionsströme wieder, wie er sich im Augenblick der Anfertigung des EKG darstellt. So erhalten wir wertvolle Aufschlüsse über Reizbildungs- und Reizleitungsstörungen, über Seitenüberwiegen in den elektrischen Ebenen (woraus Schlüsse auf Lageanomalien, Dilatationen usw. gezogen werden können), über Hypertrophien, besonders über infarktbedingte Veränderungen der Erregungsrückbildung usw. Schließlich zeigt es typische Veränderungen der Erregungsrückbildung in den Kammern, aus denen (Folge der Ergebnisse von Experimenten und vergleichender Erfahrung) Schlüsse auf die koronare Durchblutung oder auf infektiös-toxische Störungen des Reizablaufes gezogen werden können.

Der Begriff des „Herzmuskelschadens" ist lange mißbraucht und falsch verstanden worden. Der Gutachter darf sich nicht mit einer „fertigen" EKG-Diagnose begnügen, er muß vielmehr selbst die Kurve des Erregungsablaufes mit seinem Befund in Einklang zu bringen versuchen.

Einige Erfahrungen zur EKG-Deutung und gutachtlichen Verwertung:

Der Gutachter betrachte beim EKG hintereinander

1. Den Rhythmus, die Reizbildung. Sind echte Reizbildungsstörungen vorhanden und welche, bzw. welchen Ursprungsortes?
2. Den Reizablauf in den Vorhöfen (P-Form, Breite und Höhe).
3. Die a. v. Reizüberleitung (PQ-Strecke).
4. Die Reizausbreitung in den Kammern (QRS-Komplex), ob verlängert, in der Seitenausbreitung gestört. Verspätungen der Reizausbreitung bis zur Schenkelblockierung.
5. Die intraventrikuläre Erregungsrückbildung (ST-Strecke und T-Zacken), ob gestört, in welcher Form, in Ruhe oder nur nach Belastung.

Erst wenn in dieser Reihenfolge etwaige pathologische Abweichungen festgelegt wurden, kann aus diesen auf koronare Durchblutungsstörungen, Innenschichtalteration, Infarktrestzustände usw. geschlossen werden – mit entsprechender Begründung. Eine lapidare EKG-Diagnose: „Myokardschaden" oder dgl. ist oft leichtfertig und unberechtigt.

Dazu folgendes:

1. Frequenzschwankungen im normalen Sinusrhythmus (Sinusarrhythmie, respiratorische Arrhythmie) sind bei Jugendlichen fast die Regel, auch sonst zeigen sie nur Labilität oder gar genügende Anpassungsfähigkeit der vegetativen Steuerung, haben also keinen eigentlichen pathognostischen Wert. Extrasystolen, die nur in Ruhe auftreten (besonders gleichförmige kompensierte ventrikuläre Extrasystolen) und nach Belastung schwinden, gestatten nicht, auf eine organische Herzschädigung zu schließen. Extrasystolen, die nach Belastung mehr werden sowie solche verschiedenen Ursprungsortes, gehäufte Vorhof-Extrasystolen usw. mahnen eher zur Vorsicht in der Beurteilung.

2. Außer den typischen Formen des „P mitrale" und „P pulmonale" lassen abnorm flache oder negative P-Zacken sowie deutliche Verbreiterung von P auf Störungen der intraaurikulären Reizleitung schließen, jedoch bedeutet ein abgeflachtes P in II und ein negatives P in III nichts Pathologisches, zumal wenn die P-Zacken sich nach Belastung aufrichten; hier handelt es sich um vagotonische Veränderungen.

3. Bei gering verlängerter PQ-Strecke (bis ca. 0,22") muß man darauf achten, ob sie sich nach Belastung zur Norm verkürzt usw. Ein solches PQ gestattet dann noch keineswegs von einem „a. v.-Block" zu sprechen!

4. Eine geringfügige „Knotung" im RS-Schenkel, besonders nur in einer Ableitung, veranlaßt noch nicht zur Diagnose von Reizausbreitungsstörungen in der Kammer. – Auch bei deutlichen Schenkelblockbildern findet man immer wieder Fehldiagnosen; besonders beim „inkompletten Wilson-Block" sind unbedingt auch die Brustwandableitungen über der rechten Kammer zur Diagnose heranzuziehen.

5. Ehe man über die berühmte und berüchtigte „ST-Senkung" spricht, sollte man unbedingt ein Lineal oder dgl. benutzen! Eine ST-Senkung, die nur unter einer (z. B. bei Tachykardien) nicht ganz zur isoelektrischen Linie zurückkehrenden TP-Strecke liegt, ist keine ST-Senkung! Am besten lege man das Lineal

an die PQ-Strecke an! ST-Strecken, deren Senkung man erst mit
der Mikrometerschraube unter der Lupe feststellen kann, sind
keine pathologisch gesenkten! Oft ist auch noch von der „Mul-
denform" der ST-Strecken die Rede. Zur morphologischen Beschreibung der Kurven ist es durchaus angebracht, davon zu
sprechen, ob eine ST-Strecke horizontal gesenkt, muldenförmig
gesenkt, oder nach oben konvex verlaufend, oder vom Ansatz
schräg ansteigend usw. festgestellt wird. Eine „Muldung" von
ST-Strecken ohne deren deutliche Senkung ist aber nicht pathologisch!

Ein häufiger Fehler in der EKG-Beurteilung ist die Verwechselung
der typischen Kurven beim „pathologischen" bzw. „diskordanten"
Linkstyp, also der Kurven des pathologischen Linkshypertrophie-
Typs mit den Veränderungen beim Zustand nach Vorderwand-
infarkt!

Bemerkungen zu Tabellen von prozentualen Rentensätzen

In früheren Auflagen dieses Büchleins waren Tabellen zur Einschätzung der prozentualen MdE bei den verschiedensten Krankheiten und Störungen enthalten, die jetzt fortgelassen wurden, da
es in der Festsetzung der BU und EU im ArNVG und AnVNG
keine Prozentsätze mehr gibt. Eine BU läßt sich ohnehin nicht
durch MdE-Prozente ausdrücken: Ein Mann z. B., der den vierten
Finger der linken Hand verlor, ist auf dem allgemeinen Arbeitsmarkt dadurch 0–10% erwerbsgemindert, ebenso auch in den
meisten Berufen. War er aber z. B. Konzertgeiger oder Pianist,
dann ist er dadurch zunächst über 50% berufsbehindert – das
Schema der Prozentsätze versagt hier also! Die Prozentsätze müssen weiter in der berufsgenossenschaftlichen Unfallberentung sowie in der versorgungsamtlichen Einschätzung von Kriegsschä-
digungsfolgen bestehen bleiben, da sich dort die Höhe der zuge-
sprochenen Rente nach dem Grad der Unfallschädigung bzw.
dem Grad der „Minderung der Unversehrtheit" durch Kriegsbe-
schädigung richtet.

Einige Bitten an den Gutachter, zugleich Hinweise auf häufige Fehler

1. Bedenke, daß eine kurze, aber das Wichtigste enthaltende
   Anamnese den halben Weg zur Diagnose und zur richtigen
   Beurteilung bedeutet und daß die im Gutachten niedergelegten

Angaben des Untersuchten später erhebliche rechtliche Bedeutung haben können (z. B. über Beginn der Erkrankung und des „jetzigen Zustandes", auch bezüglich etwaiger Unfallursachen usw.).

2. Begnüge dich nicht mit abkürzenden bequemen Angaben, wie „normal", „o. B." und ähnliches, sondern gib exakte Zahlen, z. B. wo es sich um die Atemexkursionen des Brustkorbes, um Atmung, Puls, Blutdruck, Körpergewicht usw. handelt; nicht deshalb, weil diese Zahlen für die augenblickliche Beurteilung erforderlich sind, sondern weil jedes Gutachten später Vergleichsmöglichkeiten bei Kontrolluntersuchungen bieten soll. Schreibe auch nicht: „Herzgrenzen 1 ½ Querfinger nach links verbreitert". Erstens können Grenzen nicht verbreitert sein, sondern höchstens die Herzdämpfungsfigur; zweitens weiß niemand, über welche Stelle hinaus diese „Verbreiterung" festgestellt wurde (z. B. über die Mamill.-Linie, die MCL?); drittens weiß niemand, wie dick die messenden Finger waren. Viel einfacher ist die Angabe z. B. des linken Medianabstandes (LMA, auch Ml. genannt) in Zentimeter, das ist dann auch ein klarer, nachprüfbarer Befund. Das gleiche gilt für Angaben von Lebervergrößerungen! „Leber überragt den Rippenbogen um 2 Querfinger" besagt sehr wenig. Wann? Im Stehen? Im Liegen? Bei Ein- oder Ausatmung? Wo am Rippenbogen? Eine relativ exakte Angabe wäre z. B.: „Leberrand überragt den Rippenbogen im Liegen bei tiefer Einatmung in der MCL um 3 bis 4 cm." Bei solchen Angaben sind später auch Veränderungen, Besserungen oder Verschlimmerungen feststellbar. Das ungenau formulierte Erstgutachten macht später in Klagefragen usw. sowohl Gutachterärzten wie Richtern viel Ärger und Mühe!

3. Die angegebene Diagnose muß durch die niedergelegten Befunde gestützt sein. Ist dies nicht möglich, so ist eine kurze Begründung anzufügen, warum diese oder jene Diagnose gestellt oder vermutet wird.

   Denke immer daran, daß dein Gutachten nicht nur deine persönliche Meinung niederlegen soll, und diese etwa endgültig ist, sondern daß deine Diagnosen auch nachprüfbar sein müssen. Ein Gutachten, bei welchem z. B. in den Befunden normale Perkussions- und Auskultationsbefunde an Herz und Lungen niedergelegt sind, die Puls- und Blutdruckzahlen nichts Abnormes zeigen, von Lebervergrößerung ebensowenig darin steht

wie von Ödemen usw., in den Diagnosen aber von „Herzinsuffizienz", „Herz- und Kreislaufschwäche" u. ä. gesprochen wird,
ist kaum verwertbar!

4. Versuche, nicht nur morphologische Diagnosen zu stellen (z. B.
„Mitralvitium"), sondern auch funktionelle, bei Herzveränderungen die Art der Leistungsminderung usw. zu beschreiben.
Es genügt z. B. auch nicht festzustellen, daß eine Arthrosis der
Gelenke besteht, sondern es muß dazu erwähnt werden, wie-
weit die Gelenkfunktion behindert ist. Verfalle nicht in den
Fehler, verwässerte Allgemeindiagnosen im Gutachten zu verwenden wie „allgemeine Erschöpfung", „rheumatische Beschwerden", „Kreislaufstörungen" und ähnliche. Besonders bei
Rentenablehnungen und -entziehungen muß dein Gutachten
mit seinen diagnostischen Folgerungen hieb- und stichfest, klar
und logisch sein!
Übernimm nicht kritiklos einmal früher gestellte Krankenhaus-
diagnosen, die sich in der Zwischenzeit vielleicht längst geän-
dert haben. Dies gilt besonders für die Verwendung des Begriffes „Dekompensation", „dekompensiert" usw.! Wenn es
z. B. vor einem Jahre einmal geheißen hat: „Dekompensierter
Hypertonus", so darf eine solche Diagnose nur weiter benutzt
werden, wenn die Hypertonie auch wirklich noch dekompensiert ist, d. h. die Herzarbeit den Anforderungen des Hochdrucks nicht mehr nachkommt, so daß es zu Stauungen im
kleinen oder großen Kreislauf gekommen ist.

5. Teil II dieses Büchleins sollte „Anhaltspunkte" zur Einstufung
der MdE bei den verschiedenen Krankheiten geben – mehr kann
es nicht! Solltest du dir in diesem oder jenem Falle nicht sicher
sein, wie hoch die durch die gefundenen Veränderungen bedingte MdE einzuschätzen ist, so schlage lieber eine zusätzliche
fachärztliche oder Sonderuntersuchung vor, um alsdann mit
deren Hilfe zu einem sicheren Urteil zu kommen. Eine zu hohe
Einschätzung einer krankhaften Veränderung und damit unge-
rechtfertigte Rentengewährung läßt sich nur sehr schwer rück-
gängig machen. Dies gilt nicht nur für die Erstellung von Gutachten, sondern ebenso für die Erstellung von Attesten, ärztlichen Befundberichten usw., welche in der Rentenversicherung
verwendet werden sollen. Wenn auch eine gewisse ärztliche
Übertreibung der krankhaften Veränderungen im Interesse des
Patienten verständlich sein kann, so muß sich aber jeder Arzt,

der solche Bescheinigungen ausstellt, auch immer klar machen, daß es hierbei um Dinge geht, die nicht nur seinen einzelnen Patienten betreffen, sondern die versicherte Allgemeinheit; womit man dem einzelnen vielleicht nützen möchte, damit schadet man den anderen!

6. Bedenke, daß bei der Beurteilung der MdE in bestimmten Berufssparten wie auch auf dem allgemeinen Arbeitsmarkt die Leistungseinbuße (durch krankhafte Veränderungen *oder* Beschädigungsfolgen) eine ganz andere sein kann als der Prozentsatz, der bei Anerkennung von Kriegsbeschädigungsfolgen oder Unfallfolgen festgesetzt wurde. Denn bei letzteren wird gewissermaßen die „Minderung der Unversehrtheit" festgesetzt, unabhängig davon, welchen Beruf der Patient ausübt, oder wie sonst seine wirkliche Arbeitskraft geschädigt ist. Eine Oberschenkelamputation wird versorgungsamtlich oder berufsgenossenschaftlich immer mit etwa 70 % Schädigung anerkannt werden. Für die Ausübung sitzender Berufe (Büroangestellte, Beamte, sitzend arbeitende Uhrmacher, Feinmechaniker usw.) ist aber die wirkliche MdE durch den Beinverlust viel geringer! Dies nur als Beispiel!

7. Bedenke auch, daß nicht bestimmte Diagnosen, bestimmte Labor- oder Röntgenbefunde die MdE ausmachen, sondern die erkennbare Leistungsminderung durch die krankhaften Veränderungen. Nicht die Frage ist entscheidend, ob das erhöhte Gammaglobulin in der Serumelektrophorese schon eine leichte Leberzellschädigung diagnostizieren läßt, sondern die Frage, welche Arbeiten diesem Menschen, der vielleicht bereits eine geringfügige Leberschädigung haben mag, ohne weitere Schädigung seiner Gesundheit zumutbar sind! Die gleiche Überlegung ist bei allen Befunden erforderlich. Die Überschätzung von solchen Laborbefunden usw. finden wir oft sogar in Klinikgutachten, wo z. B. ein junger Assistent den gefundenen gering erhöhten Wert eines Radiojod-Speicherungstestes für so wichtig hält, daß er daraus eine erhebliche Hyperthyreose diagnostiziert und BU annimmt, obwohl eine wesentliche Grundumsatzsteigerung, eine wesentliche Tachykardie gar nicht bestanden, die wirkliche Leistungsfähigkeit des betreffenden Menschen gar nicht erheblich eingeschränkt war. So ist auch nicht die einzelne krankhafte Veränderung zu beurteilen oder eine Summierung von mehreren solchen, sondern die wirkliche gesamte Leistungs-

minderung, die bei dem betreffenden Menschen durch die krankhaften Veränderungen hervorgerufen wurde. Wenn bei einem Menschen der Augenarzt sagt: hier liegt seitens der Augen 20prozentige MdE vor, der Orthopäde von seinem Fachgebiet aus sagt: ich schätze die MdE seitens des Skelettsystems auf 30 %, so liegt noch längst keine 50prozentige MdE des betreffenden Menschen auf dem Arbeitsmarkt bzw. in seinem Berufe vor! Eine Summierung solcher Einzelschäden ist also völlig sinnlos!

8. Noch eine Bitte an begutachtende Röntgenologen (die natürlich auch für andere Ärzte gilt): Beschreibe eingehend die krankhaften Veränderungen, die du feststellst, aber vermeide Adjektive wie: ausgedehnt, schwer, schwerwiegend usw. ebenso wie: geringfügig, leicht usw. in den Röntgendiagnosen. Gewiß kann der Röntgenologe in seiner Beschreibung betonen, daß z. B. bei Wirbelsäulenbefunden, „erhebliche" Randzacken, Spangenbildungen usw. bestehen oder daß nur eine „geringfügige" Erniedrigung eines Zwischenwirbelraumes zu sehen ist. Dieses bedeutet aber in der Diagnose keineswegs, daß hier z. B. eine „schwere Spondylosis deformans" oder eine „nur angedeutete Osteochondrose" vorliegt. Ob die Spondylosis schwerwiegend ist, besagt ja nicht der Röntgenbefund, sondern deren Auswirkungen auf Bewegungseinschränkung, Nervenwurzelreizerscheinungen usw. Bedenke immer, daß besonders ein neurotisierter Patient mit einer Röntgendiagnose, in der Adjektiva wie „schwer" zu lesen sind, „hausieren" geht! Bedenke auch, daß ein Patient wohl ausgedehnte Wirbelkörper-Randzacken haben, aber relativ frei beweglich und ohne Wurzelreizerscheinungen sein kann, also gar nicht erheblich erwerbsgemindert ist, daß aber deine Röntgendiagnose den Laien, auch den Richter dann von der „Schwere" der Erkrankung unberechtigterweise überzeugen muß. Die Bitte, mit solchen Adjektiva sparsam zu sein, betrifft nicht nur röntgenologische Diagnosen, sondern ebenso Laboratoriumsbefunde, Teilbefunde von einzelnen Fachärzten usw.

Abschließend soll am Beispiel eines Gutachtens gezeigt werden, wo häufige Fehler der Begutachtung liegen:

Ärztliches Gutachten

Über: X........................, geb............................ 1908
Beruf: früher Hilfsarbeiterin, jetzt Hausfrau

Vorgeschichte:
2 Geburten, Blinddarmoperation ca. 1930. Seit einigen Jahren
Herzbeschwerden. 1962 in stat. Behandlung, sonst hausärztlich
behandelt.
Jetzige Klagen:
Schwindelgefühle, Stechen in Herzgegend, Atemnot, viel Herz-
schmerzen, kann sich nicht bücken, schlechter Schlaf. Zeitweilige
Stuhlverstopfung.

Befund:
Größe: 169 cm. Gewicht: 65 kg.
Körperbau: schwächlich.
Haltung: aufrecht.
Gang: langsam.
Bewegung: frei.
Muskeln: mittelmäßig.
Ernährungszustand: mäßig.
Gesichtsfarbe: normal.
Schleimhäute: gesund.
Sinnesorgane: Übersichtigkeit, Brille für die Nähe, Gehör o. B.
Mund, Hals: Teilprothesen oben und unten. Zunge und Rachen
o. B. Geringe Strumaanlage.
Lungen: Perk. und Ausk. o. B. Kein Husten während der Unter-
suchung.
Atmung: 18/Min
Herz: gering nach links verbreitert. Regelmäßige Schlagfolge.
Töne rein.
Puls: 88/Min
Blutdruck: 165/90 mmHg
Leib: keine Brüche, Bauchdecken weich. Leber und Milz nicht
vergrößert. Druckschmerz im Epigastrium. Keine Resistenzen tast-
bar.
Bewegungsapparat: Gelenke frei beweglich. Starker Klopfschmerz
an der LWS. Bücken eingeschränkt. Keine Ödeme. Senkspreizfüße.
Nervensystem: Reflexe gehörig. Keine Pyramidenzeichen. Mäßi-
ger Händetremor. Pupillenreaktionen o. B. Romberg neg.
Röntgenaufnahmen der LWS von Dr...
am..............................: schwere Spondylosis def. der LWS.
Elektrokardiogramm: von Dr........................... am...............................
zeigte: Myokardschaden.

Diagnosen:
1. Myokardschaden
2. Schwere Spondylosis def. der LWS
3. Strumaanlage
4. Herabgesetzter Ernährungszustand
5. Senkspreizfüße
Beurteilung:
Auf Grund der Veränderungen ist Frau X. nur zu leichten sitzenden Arbeiten stundenweise fähig. BU wird bejaht.

Ein solches Urteil sieht auf den ersten Blick durchaus vollständig und objektiv aus. Hieran wäre aber folgendes zu kritisieren:
Die Angaben von Größe und Gewicht würden wohl auf den ersten Blick eine „Untergewichtigkeit" ergeben. Es fehlt aber die Angabe, ob die Größe ohne oder mit Schuhen gemessen wurde, ob das Körpergewicht mit oder ohne Kleidung oder in Unterkleidung gewogen wurde. Weiter fehlt der Brustumfang oder eine sonst objektivierbare Angabe darüber, ob ein asthenisch schmaler Körperbau vorliegt. Dann bestünde gar kein Untergewicht!
Wenn eine Strumaanlage oder eine ausgeprägte Struma festgestellt wird, gehören hierzu auch Angaben über deren Größe, sonst läßt sich ein solcher Befund (oder seine Veränderung) nicht nachprüfen. Die üblichen Angaben über „hühnereigroß" oder ähnlich sind subjektiv und ungenau. Es sollte daher in solchen Fällen der Halsumfang festgelegt werden.
Wenn Herzbeschwerden geklagt wurden und eine krankhafte Herzveränderung diagnostiziert wird, ist die bloße Bestimmung der Pulsfrequenz und des Blutdrucks nicht ausreichend. Eine Belastungsprüfung sollte in solchen Fällen ständig ausgeführt werden. Wenn auch ein einzelner Gutachter allein den vollständigen Schellong-Test nicht exakt ausführen kann und wenn auch die Puls- und Blutdruckzahlen oft nach Belastung wenig aussagen, so ist es doch besonders wichtig, durch die Belastung festzustellen, ob Dyspnoe eintritt, ob Blaufärbung der Lippen zunimmt, ob Extrasystolen nach Belastung auftreten usw.! Bei der Prüfung der Wirbelsäule interessiert den Nachprüfer eines Gutachtens weniger, ob der Untersuchte starken oder geringen Klopfschmerz eines Wirbelsäulenabschnittes angab, als die sorgfältige Beschreibung von Krümmungen der WS, die Einschränkung ihrer seitlichen wie sagittalen Beweglichkeit. Beim Bückversuch sollte der

198

Fingerspitzen-Bodenabstand angegeben werden. Die Lasègue-Prüfung sollte nicht fehlen, bei „positivem" Ausfall sollte der Gegenversuch des Sitzens (auf dem Untersuchungsbett) mit gestreckten Knien gemacht werden usw. Die Übernahme einer einmaligen Röntgendiagnose: „Schwere Spondylosis def." besagt sehr wenig, denn entscheidend für die Leistungseinbuße ist die faktische Einschränkung der Bewegungs- und Belastungsfunktion.

Wenn die EKG-Diagnose eines „Myokardschadens" übernommen wird, so besagt dies ja nur, ob der elektrische Erregungsablauf im Herzen gestört ist, sagt aber nichts darüber aus, ob dieses Herz noch suffizient oder bereits insuffizient ist. Wichtig wäre hier die funktionelle Diagnose, also beispielsweise: „Elektrokardiographische Myokardschädigung ohne erkennbare Herzleistungsminderung" oder „Myokardschädigung mit leichter Herzleistungsminderung, sonst noch kompensiert".

Dies obige (fiktive) Beispiel sollte genügen; man könnte es für die verschiedensten krankhaften Veränderungen ausweiten. Es sei nur ein Fingerzeig, worauf es außer den üblichen Befunden und Diagnosen ankommt. Ein solches Gutachten soll ja auch die Grundlage zur Nachprüfung des Erfolges von HV sein, auch etwaige spätere Veränderungen im Sinne von Besserung oder Verschlechterung objektivieren helfen, z. B. auch, wenn BU zuerkannt wurde und später Antrag auf Erwerbsunfähigkeitsrente gestellt wird.

Ein guter (d. h. ein objektiv urteilender und möglichst allen Seiten gerecht werdender) ärztlicher Gutachter zu sein, bedarf eines breiten ärztlichen Wissens und großer praktischer Erfahrung. Darüber hinaus bedarf der ärztliche Gutacher einer stetigen und strengen Selbstkritik sowohl in seiner medizinischen Diagnostik wie auch in den daraus gewonnenen praktischen Folgerungen im Gutachten. Das heißt, daß der Gutachter die diagnostischen Feststellungen logisch und kritisch dazu verwenden muß, über die tatsächliche Leistungseinbuße eines Menschen eine Beurteilung abzugeben. Gewiß gehört hierzu eine persönliche Eignung, und es gibt hervorragende Ärzte als Diagnostiker wie Therapeuten, die sich nur wenig als Gutachter eignen. Trotzdem ist fast jeder Arzt gezwungen, im Rahmen der Sozialversicherung usw. ärztliche Befundberichte, Atteste, kurze Gutachten oder dgl. abzugeben. Hierbei muß ein Maß gefunden werden, welches dem einzelnen wie auch der Gemeinschaft der Versicherten objektiv gerecht wird.

Schlüssel-Zahl	Krankheitsgruppe	Krankheiten
001	**Infektiöse Krankheiten des Verdauungssystems**	
010	**Tuberkulose**	Silikotuberkulose
011		Lungentuberkulose
012		Tuberkulose der Atmungs- organe, ausgenommen Lungentuberkulose (Pleuritis tuberculosa)
013		Tuberkulose der Hirnhäute und des Zentralnervensystems
014		Tuberkulose des Darms, des Bauchfells und der Mesenteriallymphknoten
015		Tuberkulose der Knochen und Gelenke
016		Tuberkulose der Harn- und Geschlechtsorgane
017		Tuberkulose sonstiger Organe (Lymphknotentuberkulose, ausgeheilte Mesenteriallymphknoten)
018		Miliartuberkulose
019		Spätfolgen und inaktive Formen der Tuberkulose
020	**Zoonosen und sonst. bakterielle Krankheiten**	
040	**Poliomyelitis und sonst. Viruskrankheiten**	
080	**Rickettsiosen und andere infektiöse Krankheiten**	
090	**Syphilis und sonst. Spirochätenkrankheiten**	
110	**Mykosen, Wurmkrank- heiten, sonst. infektiöse und parasitäre Krankheiten**	

Schlüssel-Zahl	Krankheitsgruppe	Krankheiten
198		Sonstige sekundäre BN
199		BN ohne Angabe des Sitzes
200	**Neubildungen d. lymphatischen u.**	Lymphosarkom und Retikulumzellsarkom
201	**blutbildenden Organe**	Hodgkin' Krankheit
202		Sonstige Neubildungen des lymphatischen Gewebes
203		Multiples Myelom
204		Lymphatische Leukaemie
205		Myeloische Leukaemie
206		Monozytäre Leukaemie
207		Sonstige und nicht näher bezeichnete Leukaemien
208		Polycythaemia vera
209		Myelofibrose
210	**Gutartige Neubildungen**	
230	**Neubildungen unbekannten Charakters**	
240	**Krankheiten der**	Einfacher Kropf
242	**Schilddrüse**	Thyreotoxikose und Hyperthyreose mit oder ohne Kropf
246		Sonstige Krankheiten der Schilddrüse
250	**Krankheiten sonstiger**	Diabetes mellitus
251	**endokriner Drüsen**	Störungen der inneren Sekretion der Bauchspeicheldrüse
252		Krankheiten der Nebenschilddrüsen
253		Krankheiten der Hypophyse

204

Schlüssel-Zahl	Krankheitsgruppe	Krankheiten
254		Krankheiten des Thymus
255		Krankheiten der Nebennieren
256		Funktionsstörungen der Ovarien
257		Funktionsstörungen der Hoden
258		Polyglanduläre Funktionsstörungen und sonstige Krankheiten der endokrinen Drüsen (endokrine Fettsucht, Cushing)
260	**Avitaminosen und sonstige Ernährungsmangel-Krankheiten**	
270	**Sonstige Stoffwechselkrankheiten**	Angeborene Störungen des Stoffwechsels
274		Gicht
277		Fettsucht
279		Sonst. u. n. n. bez. Stoffwechselkrankheiten
280	**Krankheiten des Blutes und der blutbildenden Organe**	
290	**Psychosen**	Senile und präsenile Demenz
291		Alkohol-Psychosen
292		Psychosen i. V. mit intrakranieller Infektion
293		Psychosen i. V. mit sonst. zerebralen Krankheiten
294		Psychosen i. V. mit sonst. körperlich. Krankheiten
295		Schizophrenie
296		Affektive Psychosen (zyklothyme, klimakterische)

<table>
<tr><td>Schlüssel-
Zahl</td><td>Krankheitsgruppe</td><td>Krankheiten</td></tr>
<tr><td>297</td><td></td><td>Paranoide Zustände</td></tr>
<tr><td>298</td><td></td><td>Sonstige Psychosen</td></tr>
<tr><td>299</td><td></td><td>Psychosen o. n. A.</td></tr>
<tr><td>300</td><td>Neurosen, Persönlichkeits-
störungen (Psychopathien)</td><td>Neurosen (Aggravation,
reaktive Depression)</td></tr>
<tr><td>301</td><td>und sonstige nicht-
psychotische seelische</td><td>Persönlichkeitsstörungen
(Psychopathien)</td></tr>
<tr><td>302</td><td>Störungen</td><td>Sexuelle
Verhaltensabweichung</td></tr>
<tr><td>303</td><td></td><td>Alkoholismus</td></tr>
<tr><td>304</td><td></td><td>Suchtstoffabhängigkeit
(Betäubungs-, Arzneimittel-
oder Rauschgiftsucht)</td></tr>
<tr><td>305</td><td></td><td>Körperl. Störungen vermutl.
psychog. Ursprungs</td></tr>
<tr><td>306</td><td></td><td>Besondere Symptome,
die nicht in sonst. Pos.-Nrn.
einzuordnen sind
(Anorexia nervosa, Stottern)</td></tr>
<tr><td>307</td><td></td><td>Vorübergehende
situationsabhängige Störungen
(Rentenneurose)</td></tr>
<tr><td>308</td><td></td><td>Verhaltensstörungen im
Kindesalter</td></tr>
<tr><td>309</td><td></td><td>Nicht als „psychotisch"
klassifiz. psych. Störungen</td></tr>
<tr><td>310</td><td>Schwachsinnsformen
(Intelligenzmangel)</td><td></td></tr>
<tr><td>320</td><td>Entzündliche Krankheiten
des Zentralnervensystems</td><td>Meningitis, ausschl.
Meningitis durch
Meningokokken,
Tuberkelbakterien und Viren</td></tr>
<tr><td>321</td><td></td><td>Phlebitis u. Thrombophleb.
d. intrakr. Sinusvenen</td></tr>
</table>

206

Schlüssel-Zahl	Krankheitsgruppe	Krankheiten
353		Ischias
354		Polyneuritis und Polyradikulitis
355		Sonstige und nicht näher bezeichnete Formen der Neuralgie und Neuritis
356		Sonstige Krankheiten der Hirnnerven
357		Sonstige Krankheiten der peripheren Nerven mit Ausnahme des autonomen Systems
358		Krankheiten d. periph. auton. Nervensystems
359		Querschnittslähmung
360	**Entzündliche Krankheiten des Auges**	
370	**Sonstige Krankheiten und Anomalien des Auges**	
380	**Krankheiten des Ohres und Warzenfortsatzes**	

390	**Akutes rheumatisches Fieber**	Akute Polyarthritis (akutes rheumatisches Fieber) ohne Herzbeteiligung
391		Akute Polyarthritis (akutes rheumatisches Fieber) mit Herzbeteiligung
392		Chorea minor (Veitstanz)

393	**Chron. rheumatische Herzkrankheiten**	Chron. rheum. Krankheiten des Herzbeutels
394		Chron. rheum. Krankh. (Fehler) der Mitralklappen
395		Chron. rheum. Krankh. (Fehler) d. Aortenklappen

Schlüssel-Zahl	Krankheitsgruppe	Krankheiten
442		Sonstige Aneurysmen
443		Sonstige periphere Gefäßkrankheiten (Angioneuropathie, Raynaud)
444		Arterielle Embolie und Thrombose
445		Gangrän
446		Polyarteriitis nodosa und verwandte Zustände
447		Sonstige Krankheiten der Arterien und Arteriolen
448		Krankheiten der Kapillargefäße
449		Periphere Durchblutungsstörungen
450	**Krankheiten der Venen und Lymphgefäße sowie sonst. Krankheiten des Kreislaufsystems**	Lungenembolie und -infarkt
451		Phlebitis und Thrombophlebitis
452		Pfortaderthrombose
453		Sonstige venöse Embolien und Thrombosen
454		Krampfadern der unteren Extremitäten (samt Komplikationen)
455		Hämorrhoiden
456		Krampfadern sonstigen Sitzes
457		Nichtinfektiöse Krankheiten der Lymphgefäße und Lymphknoten
458		Sonstige Krankheiten des Kreislaufsystems
460	**Infektionen der Atmungsorgane**	
480	**Pneumonie**	

Schlüssel-Zahl	Krankheitsgruppe	Krankheiten
533		Ulcus pepticum ohne Angabe des Sitzes
534		Gastrojejunalgeschwür
535		Schleimhautentzünd. d. Magens u. Zwölffingerdarms
536		Störungen der Magenfunktion (Achylie)
537		Sonst. Krankh. d. Magens u. Zwölffingerdarms (Pylorusstenose)
540	**Appendizitis**	
550	**Eingeweidebrüche einschl. Bauchwandbrüche**	

Schlüssel-Zahl	Krankheitsgruppe	Krankheiten
560	**Sonstige Krankheiten des Darms und Bauchfells**	Darmverschluß o. A. eines Eingeweidebruchs
561		Magen-Darmkatarrh und Colitis (ausgenommen Colitis ulcerosa), nicht infektiösen Ursprungs
562		Divertikulitis des Darms
563		Chronischer Darmkatarrh und Colitis ulcerosa
564		Funktionelle Darmstörungen
565		Analfissur und Analfistel
566		Abszeß im Bereich des Anus und Rektums
567		Bauchfellentzündung
568		Bauchfellverwachsung
569		Sonstige Krankheiten des Darms und Bauchfells

Schlüssel-Zahl	Krankheitsgruppe	Krankheiten
570	**Krankheiten der Leber, der Gallenblase und der Bauchspeicheldrüse**	Akute und subakute (gelbe) Leberatrophie
571		Lebercirrhose, chronische Hepatitis

214

Schlüssel-Zahl	Krankheitsgruppe	Krankheiten
680	**Infektionen der Haut und des Unterhautzellgewebes**	
690	**Sonst. Krankh. d. Haut- u. d. Unterhautzellgewebes**	

710	**Arthritis und Rheumatis-mus, ausgenommen akuter**	Akute Gelenkentzündung durch Eitererreger
711	**Gelenkrheumatismus**	Akute, nicht eitrige Gelenkentzündung
712		Chron. progr. Polyarthritis u. verwandte Krankh. (Primär chronische Polyarthritis)
713		Arthrosis deformans und verwandte Krankheiten
714		Sonst. näher bez. Formen der Gelenkentzündung
715		Arthritis o. n. A.
716		Myositis
717		Sonst. n. d. Gelenke betr. Formen d. Rheumatismus (Lumbago, Periarthritis humeroscapularis)
718		Rheumatismus o. n. A.
719		Bechterew-Krankheit

720	**Osteomyelitis u. sonst.**	Osteomyelitis und Periostitis
721	**Krankh. d. Knochen u.**	Ostitis deformans
722	**Gelenke**	Osteochondrosen (Scheuermann, Lunatum-Malazie)
723		Sonstige Krankheiten der Knochen (Sudeck, Osteoporose, Epikondylitis)
724		Innere Gelenkschädigungen (Meniskusverletzungen u. -schäden)

216

Schlüssel-Zahl	Krankheitsgruppe	Krankheiten
990	**Sonstige schädliche Folgen**	
000	**Ergänzende Schlüssel**	Keine Nebenleiden
798		Vollendung des 60. Lebensjahres
799		Vollendung des 65. Lebensjahres

Literaturhinweise

Aktuelle Fachberichte aus Entscheidungen des Bundessozialgerichtes, Kassel

Albert W., Grundsätzliche Gesichtspunkte zur Begutachtung. Ärztl. Praxis 1953, 23

Anhaltspunkte für die ärztliche Gutachtertätigkeit im Versorgungswesen. Neuausgabe 1954. Zusammengestellt von der ärztlichen Abteilung des Bundesministeriums für Arbeit

Arzt des öffentlichen Gesundheitsdienstes, s. Federsen

Breithaupt, H., Sammlung von Entscheidungen aus dem Gebiete der Sozialversicherung

Buresch, E., Versicherungsrechtliche Voraussetzungen der medizinischen Begutachtung. Regensburger Jahrbuch III/1, 1953, 10 ff

Der ärztliche Gutachter in der Rentenversicherung, – Schriften zur Fortbildung (Heft 1 und 2), herausgegeben vom Verband Deutscher Rentenversicherungsträger 1967/68 (Lehrgangsvorträge)

Die medizinische Begutachtung in der Rentenversicherung der Arbeiter und in der Rentenversicherung der Angestellten, herausgegeben vom Verband Deutscher Rentenversicherungsträger, 1958, bzw. 3. Auflage von 1967

Entscheidungen des Bundessozialgerichtes, Köln-Berlin

Federsen, Hünerbein und Pürckhauer, der Arzt des öffentlichen Gesundheitsdienstes, Stuttgart 1952, Nachtrag 1955

Fischer, Herget, Molineus, Das ärztliche Gutachten im Versicherungswesen, 2. Auflage, München 1955

Fischer, Herget, Mollowitz, Das ärztliche Gutachten, 3. Auflage, München 1968/1969

Heilmeyer, L., Lehrbuch der inneren Medizin, 2. Auflage, Berlin 1961

Hennes, E., Ärztliche Richtlinien für die vertrauensärztliche Begutachtung zur Durchführung von Heilverfahren in der Invaliden- und Angestelltenversicherung. Zusammengestellt im Auftrage der LVA Rheinland/Pfalz, Speyer am Rh., Nov. 1949

Kommentar zur RVO IV. und V. Buch. Herausgegeben vom Verband Deutscher Rentenversicherungsträger 1958/59

Liniger-Molineus, Der Rentenmann. 16. Auflage, München 1967.

Liniger, Weichbrodt, Fischer, Handbuch der ärztlichen Begutachtung, Leipzig 1931

Meyeringh, H., Versicherungsrechtliche Beurteilung innerer Krankheiten mit besonderer Berücksichtigung der Kriegs- und Unfallschäden, Hamburg 1949

Nixdorf, Bornemann, Ärztliche Begutachtung (für die Rentenversicherung der Arbeiter und der Angestellten), Stuttgart 1964

Pschyrembel, W., Klinisches Wörterbuch, begründet von Otto Dornblüth. 85. bis 99. Auflage, Berlin 1951, – und 123.–153. Auflage 1959

Reichardt, M., Einführung in die Unfall- und Invaliditätsbegutachtung, 3. Auflage, Jena 1942

Richtlinien für die Begutachtung von Versicherten im Rentenverfahren der Invaliden- und Angestelltenversicherung. Verfaßt von den ärztlichen Beratern der LVA Rheinprovinz. 2. Auflage 1953

Richtlinien für die Begutachtung von Versicherten der Angestelltenversicherung, Bundesversicherungsanstalt für Angestellte. Sept. 1955 (nur für den internen Gebrauch)

Sigl, Die ärztliche Begutachtung der Erwerbsminderung. Sammlung von Vorträgen anläßlich der Arbeitstagung der in der Versehrtenfürsorge tätigen Ärzte am 30./31. August 1948, München 1949

Trüb, P., Das vertrauensärztliche Gutachten in der Rentenversicherung. Bielefeld 1954

Vaternahm, Th., Taschenbuch des Vertrauensarztes. 3. Auflage, Berlin–Göttingen-Heidelberg 1951

Weichsel, J., Kompendium der sozialen Versicherungsmedizin. Leipzig 1938

Liniger – Molineus

Der Unfallmann

Herausgegeben von G. Mollowitz

Liniger – Molineus

Der Rentenmann

Herausgegeben von W. Jantke und H. Beckmann

Th. Becker

Krebs und Unfall

H. Kalk

Krankheiten des Magen-Darm-Kanals, der Leber und Gallenwege

Internistische Begutachtung

Johann Ambrosius Barth München